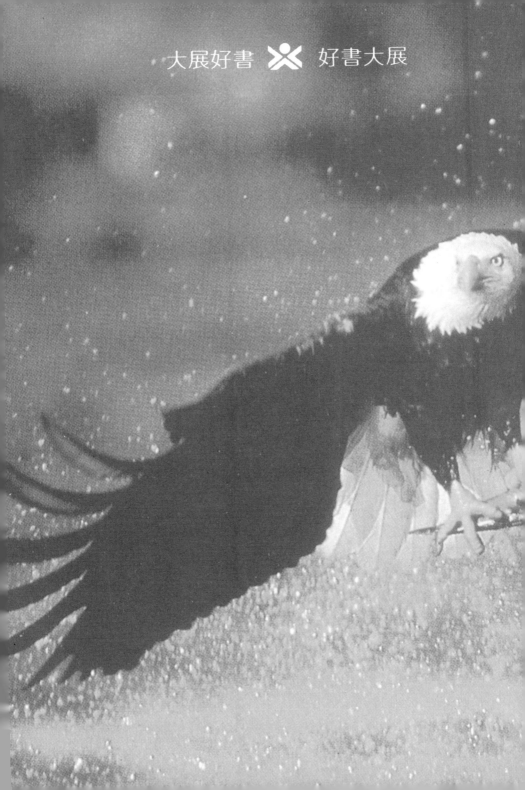

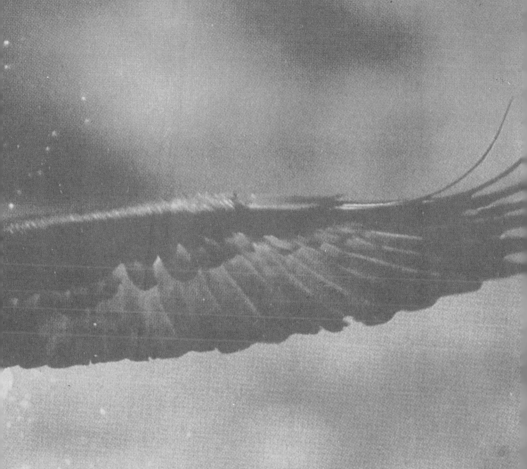

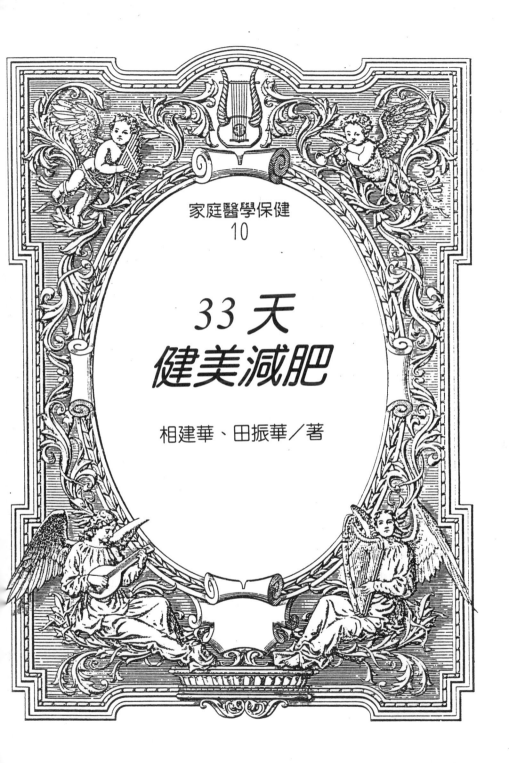

家庭醫學保健
10

33天
健美減肥

相建華、田振華／著

出版說明

　　本書介紹的是作者根據多年健美教學、訓練的實踐經驗，整理出的一套獨特的健美減肥法，主要包括健美減肥運動法和健美減肥飲食法，已在實踐中證明它是費時少、見效快、安全可靠、效果顯著的健身、減肥、健美的妙法，尤其對「單純性肥胖症」的防治效果極佳。

　　本書是肥胖者健美減肥和大眾預防肥胖體型的實用性科普讀物，可作為各級健美輔導人員的教學參考書，也可供醫務工作者在防治「單純性肥胖症」工作中參考。

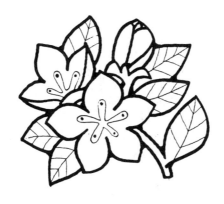

作者簡介

　　田振華副教授，八十年代初期開始從事健美、健美操教學工作。現任國際關係學院體育教研室主任，國家級健美裁判員，中國健美協會裁判委員會主任。

　　相建華講師，八十年代初開始從事健美，健美體操訓練、教學工作。現任山西大學體育教師，山西省健美協會教練委員會主任。

前　言

　　近年來，隨著社會生產發展，人民生活水平提高，體型肥胖者日益增多，究其原因，除遺傳和內分泌失調等疾病的因素外，多數屬於飲食過量、運動不足，體內脂肪儲存過多而引起的「單純性肥胖」。

　　消除肥胖，增強體魄，健美體型，這是當今人類康復醫學所面臨的一個重要課題。

　　作者認為，在目前對體型肥胖的預防和治療尚無成熟的臨床經驗的情況下，以健美運動為主，結合科學合理的飲食控制來達到防肥或減肥的目的，是較為理想的途徑。

　　為此，作者根據自己多年健美教學、訓練的實踐經驗，結合參考國內外最新的健美科技資料，編著了≪三十三天健美減肥≫一書奉獻給讀者。

　　書中介紹的健美減肥法，曾多次在北京首都體育館健康城、國際關係學院、山西省健身健美院和山西大學健美中心舉辦的男女健美訓練班中進行試驗，並取得了良好的效果。

　　如一期48名不同年齡的男、女減肥者，參加訓練三十三天後經測量，平均體重減輕2.36公斤，腰圍減少3.7公分，大腿圍減少2.7公分，其中最多的體重減少了4.1公斤。

　　那些昔日大腹便便，腰粗臀大的肥胖體態，得到了明顯的改善，學員們普遍反應，三十三天健美減肥訓練後精力充沛，煥發了青春活力。

　　實踐證明，肥胖者只要誠心實意嚴格採用≪三十三天健美減肥≫一書介紹的妙法，只需三十三天時間，就可以消除體型肥胖給您帶來的煩惱和憂愁，獲得您朝思暮想的健壯體格和健

美體型。您不妨一試！祝您健美減肥成功！

　　書中如有疏漏不妥之處，誠望專家、讀者賜敎，以便今後補正。

相建華

田振華

目　錄

《一》
什麼樣才算肥胖

　　我們吃過的食物所含的熱量，若是長期超過機體的需要，多餘的熱量就會以脂肪的形式貯存起來，當人體內的脂肪貯存量明顯超過正常人一般平均量，體重增加，就稱為肥胖。一個人，可以通過觀察身體外形和採用下述方法來綜合判斷身體的肥胖程度。

　　㈠觀察身體外形的飽滿程度和脂肪的分布情況。脂肪均勻分布全身，稱為全身性肥胖或稱均勻性肥胖；脂肪主要積聚在頭頸、脊背、乳房、腹部和臀部，稱為向心性肥胖。一般來說，男性肥胖，脂肪多積聚在頭頸、脊背和腹部，尤其是下腹部特別容易積聚。女性肥胖，脂肪多聚積在乳房、臀部、腹部和大腿，身體外形多呈胸高、腹大、臀部寬圓。

　　㈡用指捏法粗略地估計皮下脂肪的厚度。正常人貯存於皮下的脂肪約占全身總量的50％，根據這個指標，用指捏法檢查腹部、背部、胸部下方、手臂的上段、肩胛骨下部、大腿和面部等處，便可粗略地估計出皮下脂肪的厚度。男性手臂上段的皮下脂肪厚度與背部皮下脂肪厚度之和，在45公厘以下者，可算病態性肥胖；女性手臂上段皮下脂肪厚度與背部皮下脂肪厚度之和，在50公厘以上者，算病態性肥胖。

　　㈢根據人體身高與體重的關係來判斷肥胖。正常人的身高和體重是有一定比例關係的，體重隨身高的增長而增加。不同的年齡有不同的體重標準，標準體重的計算方法如下。

1.小孩的標準體重計算方法：

(1)1～6個月　體重（克）＝出生時體重＋月齡×600

(2)7～12個月　體重（克）＝出生時體重＋6×600＋（月齡－6）×500

(3)2歲以上者　體重（公斤）＝8＋年齡（歲）×2

2.成人標準體重計算方法：

(1)男性體重（公斤）

$$=身高（公分）-100-\frac{身高（公分）-150}{4}$$

(2)女性體重（公斤）

$$=身高（公分）-100-\frac{身高（公分）-150}{2}$$

由於人的骨骼大小不同，因此，實際體重與標準體重相差在10％範圍以內的，都視為體重正常；超過標準體重10～20％之間的，視為體重過重；超過標準體重20％以上的則稱為肥胖。

3.計算體重指數的方法：

$$體重指數=\frac{體重（公斤）}{身高（公分）^2}×100$$

男性體重指數正常範圍為：0.1933～0.2525；女性體重指數正常範圍為：0.1951～0.2563。如果男性體重指數在0.2526～0.2714之間；女性在0.2564～0.2759之間，則為體重過重，而體重指數男性大於0.2714，女性大於0.2759，為肥胖。

上面介紹的幾種判斷人體肥胖程度的方法都比較粗略，但是，這些方法簡便易行，隨時都可以採用。

人體肥胖的原因是多種因素造成的。**本書涉及到的肥胖是指由於運動量少和攝取營養過剩而造成的，一般稱之為「單純**

性肥胖 」。肥胖不是健康的標誌，也不是健美的象徵，從美學觀點來看，身體臃腫，大腹便便，很不美觀；從醫學觀點來看，由於肥胖導致體內脂肪積聚過多，則會給健康的身體帶來各種各樣的危害。

我們知道，在脂肪細胞內積聚的多為中性脂肪，即甘油三脂，此外還有磷脂類和固醇類脂。脂肪在體內的新陳代謝過程是通過血液循環來實現的。因此血液中就含有一定量的脂肪及其代謝中間物，我們稱在血液中的脂肪為血脂。

通常而言，肥胖的人往往血脂過高，而血液中的甘油三脂及膽固醇含量也高。如超過一定指標的限度時，則稱之為高血脂症，對人體危害相當大。

血中的脂肪不僅會轉變成皮下脂肪貯存，還會滲入血管壁中，破壞血管壁上的平滑肌組織，使血管的彈性減弱，導致動脈硬化，使正常的血液循環不暢。高血脂還會侵害人體許多臟腑，例如使心臟冠狀動脈的直徑縮小，心肌供血受阻塞，由此發生冠心病──心絞痛和心肌梗塞。如過多的脂肪入侵胰臟附近的動脈，則可危害胰臟細胞，發生糖尿病。

此外，肥胖會使人的大腦受損害，感到乏力、頭痛、頭暈、多汗、氣短，甚至出現神經衰弱、腦血栓和中風。肥胖還會引起脂肪肝、肝硬化、膽石症、腎病、不育症、膀胱炎、疝和腰腿痛、便秘，甚至性功能減退等疾病。

可見肥胖不僅影響人體勻稱健美，而且對身體的健康危害頗大，是人類身心健美的大敵。所以消除單純性肥胖，增強體魄，健美體型，這是當今人類康復醫學所面臨的一個重要課題，也是本書所要研究和解決的課題。

《二》
三十三天健美減肥的
最佳方法
——健美運動和飲食控制相結合

當人們意識到肥胖症的危害之後，便開始注意尋找既科學又便於使人接受的減肥途徑了，並且想通過減肥來強身健體。現代科學業已證明：增加能量的消耗，控制能量的攝入，二者並用，高耗低入，相得益彰。健美運動和飲食控制完全符合減肥的兩個主要機理和減肥途徑。

所以，參加健美運動同時控制飲食，使攝取營養與消耗能量比例適中，就是健美減肥的最佳選擇。

在現實生活中，身體肥胖的人多數是飲食結構不科學或飲食過量，加之運動不足，使機體多餘的熱量轉變為脂肪。肥胖者的隊伍中，能量代謝不平衡的占67.5%，屬飲食不當的占少數，如偏好吃甜食、鹽味過重的肥胖者佔3.2%；只有極少數肥胖者是遺傳因素造成的。有些人尤其是女性在減肥時，只注重節食，這種減肥的方法是不會獲得好的效果的。

美國生理學家勞倫斯認為：每日減輕體重0.9公斤簡直就等於自殺。他解釋說：迅速減肥的節食方法，就好像把身上的肉撕下來，是有害而無效的。

他提倡的健身且有效的長期減肥方法是：在可以忍受的程度下增加運動量，逐步消耗多餘熱量。這實際上是健美運動過程中「超量負荷」的道理。

目前，在社會上有些人採用饑餓減肥法，這種方法就更不可取了，於1971年和1978年兩次獲奧斯卡最佳女演員獎的美國

好萊塢影星珍‧方達，在所撰寫的《珍‧方達健美術》一書中，表明了她堅決反對饑餓減肥法、自導嘔吐法和利用藥物減肥法的觀點。她敘述自己曾用這些減肥方法使身體虛弱，而且患了閉尿症。後來，她堅持健美運動，採用鍛鍊結合控制飲食的方法進行減肥後，減肥效果一鳴驚人。

饑餓減肥法為什麼行不通呢？

因為饑餓減肥的過程中，機體脂肪量迅速下降到一個很低的水平，它所產生的減肥效果不僅是單純的脂肪消耗，而且約有65％的非脂肪組織被消耗掉，並且還伴有體內蛋白質的虧損，維生素和礦物質不足，導致身體抵抗力下降，激素分泌紊亂，這對於身體的健康和體型的健美十分不利。

只有健美運動並結合飲食控制，才是健美減肥最佳方法。因為，科學合理的健美運動可以使身體內多餘脂肪在運動過程中逐步「燃燒」釋放出熱量，最後通過皮膚向外排出，從而達到減肥祛脂、提高心肺功能水平和強身健體的目的。而合理飲食控制才不導致脂肪積聚過多。

在健美運動結合飲食控制減肥時，要注意以下幾點：

㈠、全面了解健美運動的內容、原理和方法，只有了解這些，方能科學地設計和編排健美減肥運動的程序和動作，提高熱能的消耗量。

㈡、全面了解各種食物所含營養成分的種類及營養成分的含量，具有了解這些方能科學地選配健美減肥食物、健美減肥菜譜和健美減肥食譜，控制熱能的攝入量。

㈢、合理的營養結構。我國膳食的熱量主要來源於糧食，因此，減少熱量的吸收量主要是減少主食。但是，在膳食中蛋白質的含量也多來自糧食，所以減少主食攝入時應及時補充含蛋白質高的食物。同時要注意多吃不易致胖的食品。

　　這種食品大致分為三類：①奶和奶製品；②瘦肉、魚和蛋；③蔬菜和水果。經常食用這三類食品，能保證機體的各種營養成分的需要，同時還能控制體重。

　　㈣健美減肥的決定性條件是意志。即使經過三十三天健美減肥取得了顯著成效後，也不可放棄以往所付出的努力，否則由於運動量不足和恢復舊的飲食習慣，又會使你來之不易的健美減肥佳效毀於一旦。

　　綜合所述，健美運動與飲食控制相結合，雙管齊下是三十三天健美減肥的最佳方法，可作為「單純性肥胖症」的首選治療妙方。

《三》
三十三天健美減肥
運動的方法

㈠健美減肥運動的原則

1.綜合性原則

減肥運動必須包括徒手減肥操和利用器械做減肥操等多方面的綜合措施，才能取得良好的效果。

實踐證明：單純的徒手減肥操和單純的器械減肥操，雖然都能達到減輕體重的目的，但並不能達到最佳的健美減肥效果，只有兩者互相配合才能取得最滿意的健美減肥效果。

2.漸進性原則

健美減肥運動必須有計劃、有步驟，按一定的程序進行。開始時運動量要小，時間要短。經過一段時間適應後再慢慢地增加。

運動量由小到大，運動項目由少到多，運作由簡單到複雜，由易到難，練習時間要從短到長。不要急於求成，要一步一個腳印地練習，否則就達不到預期的效果。

3.簡易性原則

選擇易學易練的健美減肥運動項目，動作要簡單易做才容易堅持和鞏固減肥效果。動作雖簡單，但只要做的正確和認真，減肥效果就會很好。因此在開始運動時最好能請人指導。

4.經常性原則

運動開始後，就應該經常不斷地進行，不要任意中斷。只

有堅持經常、持久的運動，才能引起身體結構和功能，發生顯著的變化，取得健美減肥運動的最佳效果。

千萬不要單憑一時的興趣，高興的時候練一下，不高興時就不練，「三天打魚，兩天曬網」，續練續斷，這樣的運動，既不能使有機體產生良好的適應性變化和積累，也不能取得良好的健美減肥效果，只能是前功盡棄。

(二)健美減肥運動的注意事項

1.對照測量：用標準軟尺在運動前和運動三十三天後測量一下你的體重和所練部位的圍長，進行比較，以便了解減肥的情況和增強減肥的信心。

要直接在皮膚上測量，測量時軟尺的鬆緊度要一樣，測量的時辰也應一致。測量的部位是：

(1)胸圍：身體直立，正常呼吸，用軟尺繞胸部一周（與乳頭齊平）。

(2)腰圍：全身直立，將軟尺置於肚臍處圍繞腰部一周。不要收腹或突出腰部。

(3)臀圍：直立，將皮尺繞臀一周（最突出部位）。

(4)大臂圍：直立，將皮尺繞在上臂肱二頭肌最突出的部位測量。

(5)小臂圍：直立，將皮尺放在前臂最粗部位測量。

(6)大腿圍：直立，兩腿分開同肩寬，測量大腿最粗的部位。

(7)小腿圍：兩腿開立，測量小腿最粗的部位。

2.場地、器械和服裝：

(1)場地：一塊三、五公尺見方的平地即可。

(2)器械：一塊體操墊（或一條浴巾）、一副槓鈴、啞鈴、

臥推架、椅子和跳繩。

　　(3)服裝：能使動作自如，不受限制的服裝即可。

　　3.**運動時間**：每次要一小時以上。因人體內儲存的脂肪至少要在激烈運動一小時後，才能開始被肌肉用來作燃料燃燒，身體一進入這種狀態，儲存在身體各部位的脂肪都會被「調動」起來，通過血液輸送到需要能量的肌肉細胞內，同時也將沉積的廢物帶走。

　　4.**運動之前必須做準備活動**：使身體從鬆弛狀態調整過渡到運動所需要的緊張興奮狀態，把全身肌肉關節活動開，使身體發熱，可避免受傷。

　　5.**運動結束後還要做放鬆練習和全身按摩**：如果能洗一個熱水澡，更能使你盡快消除運動後的肌肉緊張和疲勞。

　　6.**做動作時姿勢要準確到位**：一定要按圖解說明要求去做，並把精力集中於正在練習的部位，注意呼吸自然，切勿屏氣，因為完成準確的動作，高度集中的精力和協調的呼吸配合，會帶來健美減肥運動的最佳效果。

　　7.**運動雖好，但應以生理耐受量為度**：有心血管併發症者要謹慎，過量是有危險的。因此，在參加健美減肥運動時必須注意加強醫務監護。

　　8.**音樂**：如果有可能的話（特別是對音樂反應敏感者），每當練習時播放所喜歡的音樂，音樂韻律節拍有助於維持正在進行著的練習，激勵你盡力完成正在執行著的訓練計劃，並幫助你履行那些枯燥的練習程序，使你在減肥訓練中更加愉快、更有興趣，並得到美的享受。

附表：健美減肥運動量安排表

內　　容 目　　的	局部肌肉群一次鍛鍊課中所選動作個數		局部肌肉群一次鍛鍊課中幾個動作的綜合組數		每次課每組增加的重量	每次課組與組之間的間隙時間	練習中的動作頻率	局部肌肉群每週的運動量（週次數乘每次時間乘每週組數）
	大肌群	小肌群	大肌群	小肌群				
袪脂減重，增進肌肉彈性，使體型勻稱健美	2～3		每個動作練3～6組，綜合練10～16組		每組練15次以上，重量不超過其本人能承受負荷的60%	30～40秒最多不超過60秒	每分鐘20次以上	4～6次×1.5～2小時×150～260組
備註	1.大肌肉群是指大腿、胸、背、肩和上臂、臀部肌群。 2.小肌肉群是指前臂、小腿和腹部肌群。							

㈢健美減肥運動的練習方法

1.跪立擴胸（圖1—①②③）

【預備姿勢】跪於墊上，腳背伸直，小腿貼地，臀部後坐，壓在腳跟上，兩手置於腹前。

【練習方法】吸氣，挺胸伸髖，上體直立同時左臂上舉，右臂體後伸，抬頭看左手。然後吸氣，收縮腹部肌肉，弓背含胸，臀部後坐，兩手臂還原至腹前，還原預備姿勢。接著順勢換右臂上舉，左臂後伸同時抬頭挺胸，伸髖，上體直立。

【功效】減縮胸部脂肪，優美胸部線條。

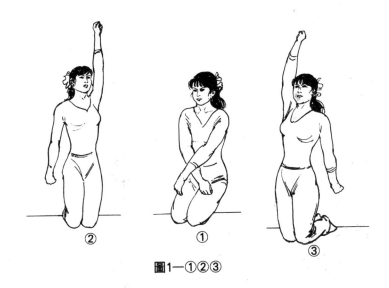

圖1—①②③

2.跪姿俯臥撐（圖2—①②）

【預備姿勢】跪立，上體前俯，兩手直臂撐地，使上體與地面平行。提起小腿，腳尖伸直。

【練習方法】屈肘，上體下壓，使上臂與地面平行，胸部

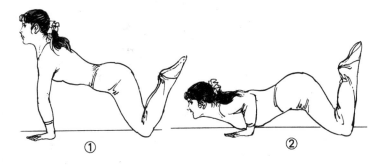

圖2—①②

貼進地面。然後兩臂用力撐起同時抬頭挺胸還原。注意屈臂時呼氣，撐起時吸氣，意念集中於胸部。

　　【功效】減縮胸、臂部脂肪，可使胸部豐滿。

　　3.跪撐後舉腿（左右交替進行）（圖3—①②）

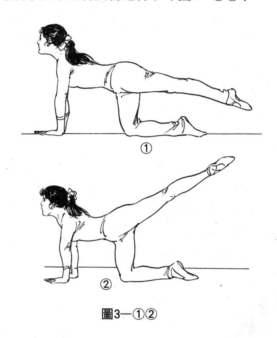

圖3—①②

　　【預備姿勢】右（左）腿跪地，上體前俯，兩手直臂撐地同肩寬，左（右）腿後舉。

　　【練習方法】左（右）腿向後上舉，腳尖繃直，儘量上抬，將頭昂起，腰向下弓，然後放下，但腳不著地，接著再向上抬。腿上抬時吸氣，放下時呼氣。意念集中於臀部。

　　【功效】能減縮臀部脂肪，可使腰背部更加靈活柔韌。

　　4.俯臥後舉腿（圖4—①②）

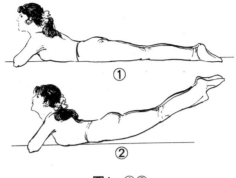

圖4—①②

　　【預備姿勢】俯臥，雙腿併攏，兩臂屈肘置於肩前。

　　【練習方法】吸氣，用力於背肌和臀部，把兩腿向後上抬高，同時抬頭挺胸。呼氣，然後還原。

　　【功效】減縮臀背部脂肪，可使臀肌緊縮上收，增加彈性。

5.側舉腿（左右交替進行）（圖5—①②）

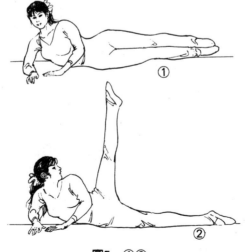

圖5—①②

　　【預備姿勢】右（左）側臥，以右（左）肘支撐身體，雙掌平放地上，兩腿伸直，左（右）腿在右（左）腿上，與上體成一直線。

　　【練習方法】左（右）腿上舉，腳尖繃直，舉到最高點後放下，但不要碰到右（左）腿，然後再往上舉。注意舉腿時吸氣，放腿時呼氣。

　　【功效】可練臀中肌、臀小肌和側張肌筋膜，減縮體脂、美化臀部曲線。

　　6.仰臥起抱腿（圖6—①②③）

　　【預備姿勢】仰臥在墊上，兩臂伸直，掌心向下置於體側。

　　【練習方法】左腿屈膝上抬，同時吸氣，兩手抱膝使大腿

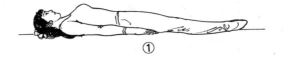

①

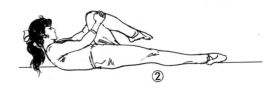

②

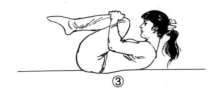

③

圖6—①②③

（圖7—①②③④）

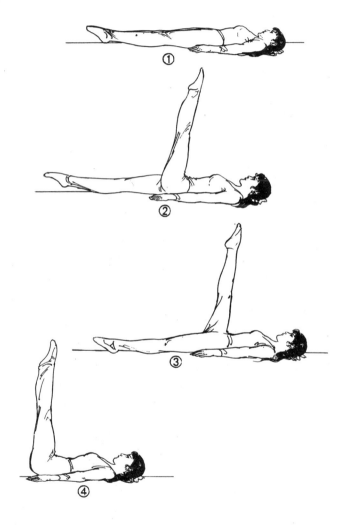

儘量靠胸，上體抬起，眼看左膝。然後呼氣還原伸直，接著換右腿做相同動作。再接著做雙腿同時屈膝的動作。

【功效】健美腹部，減縮脂肪，特別對女性腹腔內各器官有特殊保健作用。

7.直腿上舉（圖7—①②③④）

【預備姿勢】仰臥在墊上，兩手掌心向下置於臀下。

【練習方法】上體不動，左腿伸直上舉與上體成90°角，繃腳尖。然後慢慢落下還原，正常呼吸。接著換右腿做同樣動作。再接著兩腿同時上舉與地面成垂直，然後還原。

【功效】減縮下腹部多於脂肪，可使下腹部肌肉增加彈性和力量。

8.仰臥起坐（圖8—①②）

【預備姿勢】仰臥墊上，雙肩胛骨著地，兩臂伸直上舉。

【練習方法】雙腿併攏不動，吸氣，用力收縮腹肌，使軀幹抬起（含胸收腹），腰部著地，兩手臂前伸，軀幹與地面夾角為30～40°。稍停，再呼氣，軀幹徐徐向後倒下還原。

【功效】減縮上腹部脂肪層，使腹部苗條健美。

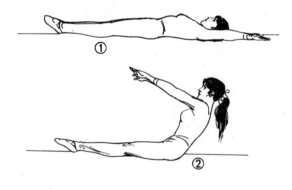

圖8—①②

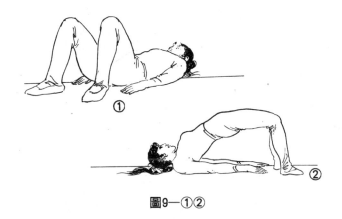

圖9—①②

9.仰臥抬臀（圖9—①②）

【預備姿勢】仰臥屈膝，小腿垂直於地面，兩腳略比臀寬，兩臂伸直，掌心向下置於體側。

【練習方法】兩小腿平開，上體重移到肩部，以肩支撐，吸氣將臀部向上抬起。稍停，吸氣，慢慢將臀部放下。練習時，有每根脊柱骨變直之感。

【功效】減縮臀、腰背部脂肪，可使臀部變得小而結實美觀。

10.擺越椅背（圖10—①②③④）

【預備姿勢】面對椅背站立。

【練習方法】兩手扶椅背，兩腿伸直依次從左向右擺越過椅背，隨著腿的擺動兩手依次離扶椅背，上體保持直立，挺胸稍收腹。注意自然呼吸。

【功效】有助於消除腰腹部多餘脂肪，並能強化腹肌，提高髖、腿柔韌之功效。

11.足尖深蹲（圖11—①②）

【預備姿勢】面對椅背直立，兩手扶在靠背上。

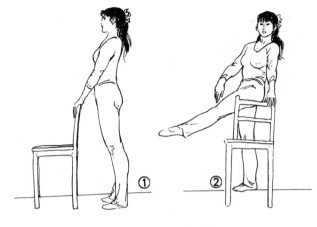

圖10—①②

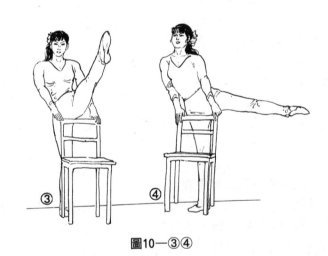

圖10—③④

　　【練習方法】兩腳成八字分開，前腳掌著地腳跟提起，上體挺直，屈膝下蹲，使大腿與地面平行，然後慢慢起立。下蹲呼氣，起立時吸氣。注意上體保持直立，切勿前俯後仰。

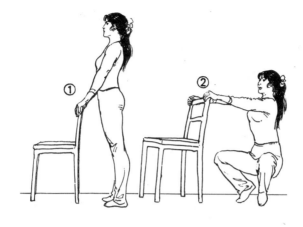

圖11—①②

【功效】有助於去除大腿、小腿部多餘的脂肪，使腿部健美、富有曲線，並能保持脊柱挺直，端正立姿。

12.跪姿舉腿俯臥撐（圖12—①②）

【預備姿勢】右腿跪立，左腿後抬上舉，上體前俯，兩手直臂撐地。

【練習方法】兩臂屈肘，上體下壓，使前臂與地面垂直，上臂與肩平行，左腿儘量高舉。然後抬頭挺胸，用力將兩臂推直成預備姿勢

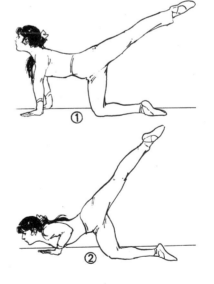

圖12—①②

，注意屈臂時呼氣，撐起時吸氣，精力集中於胸臂臀部。

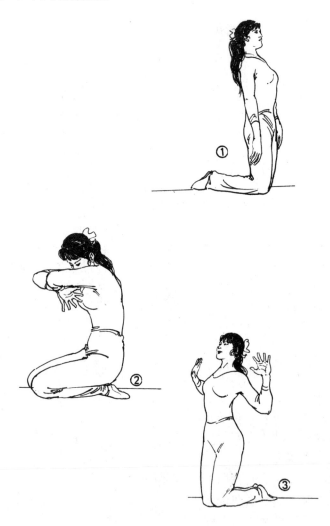

圖13—①②③

　　【功效】減縮胸臂部脂肪，可使胸部豐滿、臀部結實，並能增加臂力。

　　13.含胸挺胸（圖13─①②③）

　　【預備姿勢】跪立，兩臂自然下垂。

　　【練習方法】上體後移，臀部坐在腳跟上，同時呼氣兩臂胸前平屈，手臂相對，手指觸胸，含胸低頭。然後重心前移向前挺髖，上體立起，同時吸氣，兩臂肩側屈（手心向前，五指張開），抬頭挺胸。

　　【功效】減縮胸臂部脂肪，可使胸部豐滿挺拔。

　　14.俯跪後舉腿（圖14─①②③）

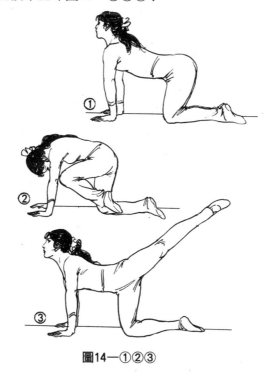

圖14─①②③

【預備姿勢】跪立，而後俯身向前，兩手直臂撐地。

【練習方法】低頭含胸，彎背弓身，同時將左腿收至胸前，接著用力將左腿向後上伸舉。腳尖繃直，同時抬頭挺胸，腰部下弓。收腿時呼氣，舉腿時吸氣。右腿以同樣動作進行。兩側交替；或一側做數次再做另一側練習。

【功效】可健美腰背和髖部肌肉，減縮脂肪。

15.剪刀式舉腿（圖15─①②③）

【預備姿勢】仰臥兩腿分開伸直上舉，繃腳尖，屈臂雙肘在體後支撐，手掌平放在墊上。

【練習方法】腹肌收緊，兩腿左右交叉擺動，右腿在上，再交叉擺動，左腿在上。呼吸自然。再把兩腿併攏，腳尖繃直上舉，兩腿上下交叉擺動。

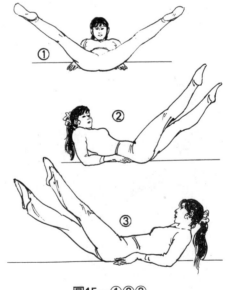

圖15─①②③

【功效】消除腹部周圍脂肪，增加腹部肌肉彈性和力量，使腹部苗條兼有美化腿的功效。

16.側臥舉腿（圖16—①②③）

【預備姿勢】左側臥，屈臂以左手肘支撐，右手置體前。兩腿伸直與上體成一直線，右腿在左腿上。

【練習方法】右腿屈膝上抬靠近胸部，再伸直還原。接著右腿再上舉慢慢放下還原成預備姿勢。呼吸自然。再換右側臥做。

【功效】健美髖部兩側、後臀部和大腿內外側的肌肉群，消除多餘脂肪。

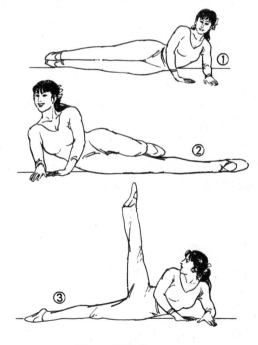

圖16—①②③

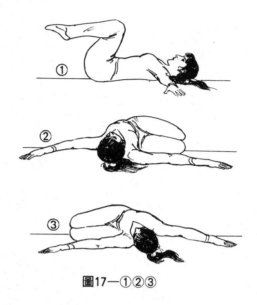

圖17—①②③

17.屈膝舉腿轉腰（ 圖17—①②③ ）

【預備姿勢】仰臥雙腿屈膝上提至小腿與地面平行，大腿與地面垂直，兩臂側舉，手心貼地。

【練習方法】雙腿一起向右擺，身體向右擰轉至右膝碰地，兩手臂儘量不離開地面，然後還原。雙腿再向左擺，身體向左擰轉至左膝碰地。手臂不離地。左右交替練習，自然呼吸。

【功效】能鍛鍊腰側，袪除贅肉，增強腰側肌力。

18.仰臥抬上體（ 圖18—①② ）

【預備姿勢】屈膝仰臥，屈臂兩手抱頭，兩肘外張。

【練習方法】用上腹肌的收縮力量上體向上抬起，然後落下還原成預備姿勢。上抬時吸氣，下落時呼氣，重複練習，要求腿不動。

【功效】可鍛鍊上腹部肌肉，增強腹部力量，減縮脂肪。

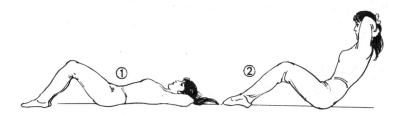

圖18—①②

19.舉腿翻臀（圖19—①②③）

【預備姿勢】仰臥，同時兩臂置於體側。

【練習方法】仰臥舉腿至垂直，然後舉臀，腿部下壓，使

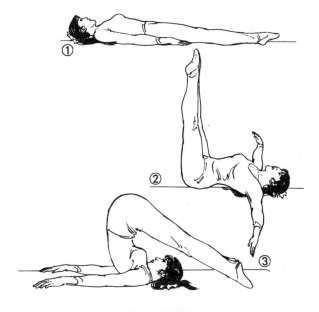

圖19—①②③

兩腿伸向頭後方觸地，同時兩臂壓墊，自然呼吸，稍停，再還原成預備姿勢。

【功效】可促使全身血液流暢，由於刺激下顎和舌下腺，而加強荷爾蒙分泌，對保持或恢復青春卓有成效。

20.雙臂屈伸（圖20—①②）

【預備姿勢】面向椅面，兩臂伸直撐在椅坐兩邊，同肩寬兩腳著地，兩腿伸直併攏，成俯撐。

【練習方法】身體挺直下壓，屈臂，兩肘靠近體側，使身體緩慢下降，同時呼氣，然後吸氣將臂推直還原，同時抬頭挺身。

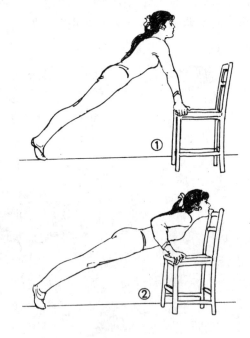

圖20—①②

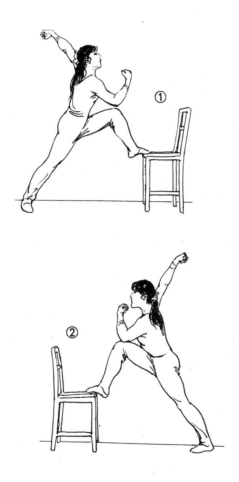

圖21─①②

【功效】有助於豐滿乳房，防止乳腺萎縮，對獲得飽滿、尖挺不下垂且富有曲線美的胸脯有特效，並可促成上肢和腹背肌肉結實。

21.屈膝轉腰（圖21—①②）

【預備姿勢】面向椅面，右腿屈膝抬起，腳置於椅面上，左臂屈肘於胸前，右臂後上舉。

【練習方法】上體向右擰轉下壓，使左肘觸及右膝蓋，右臂儘量後伸。左右側交替做。注意自然呼吸，扭轉時儘量加大擺度。

【功效】可以袪除腰圍多餘脂肪，達到健美腰部之目的。還可強化內臟機能，對治療便秘、消化不良、神經系統失調等有特效。

22.分腿俯臥撐（圖22—①②）

【預備姿勢】俯撐，兩腿分開，略比肩寬。

【練習方法】上體下壓，兩臂彎曲置於體側，使上臂與地

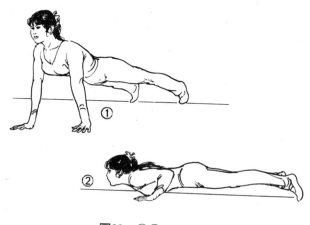

圖22—①②

面平行。然後吸氣，兩臂用力撐地將肘關節伸直，同時抬頭挺胸，還原成預備姿勢，呼氣。

【功效】減縮胸臂部脂肪，可使胸部豐滿挺拔。

23.俯臥舉腿（圖23—①②③）

【預備姿勢】俯臥，雙臂屈肘小臂支撐於地面，小臂與肩平行，掌心向下。

【練習方法】上體不動，左腿伸直儘量向上舉起，繃腳尖。然後左腿落下還原，接著右腿上舉，還原。呼吸自然。

【功效】做動作時，腿舉得越高效果越好。練習後背部和臀部酸痛，是健美減縮脂肪見效之徵兆。

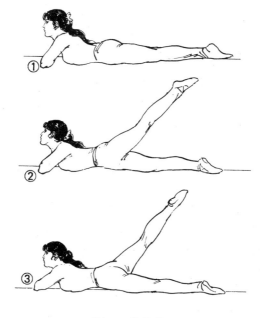

圖23—①②③

24.俯撐腿屈伸（圖24—①②③）

【預備姿勢】俯撐，身體伸直。

【練習方法】兩腿用力蹬地，左腿屈膝上抬，前腳掌著地，右腿伸直後蹬；接著兩腿交換，左腿伸直後蹬右腿屈膝前抬。自然呼吸。

【功效】減縮大小腿部脂肪，使腿部健美有力。

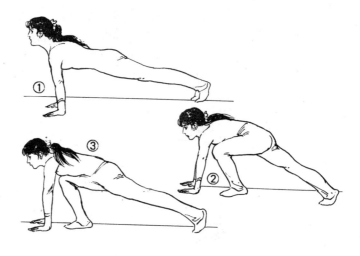

圖24—①②③

25.仰臥兩頭起（圖25—①②③）

【預備姿勢】仰臥，兩腿併攏伸直，兩臂上舉。

【練習方法】吸氣，腹肌用力，使兩腿分開並上舉，同時上體抬起兩臂前伸置於兩腿間，然後呼氣還原。再接做兩腿併攏的兩頭起。

【功效】減縮腰、腹部脂肪，強健腰腹肌力，使形體富有曲線美。

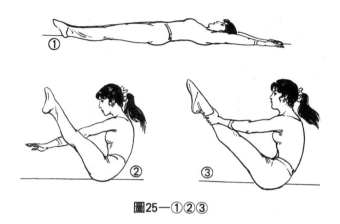

圖25—①②③

26.仰臥舉腿側擺（圖26—①②）

【預備姿勢】仰臥，兩臂側伸成一字形置於地面，手心貼地。

【練習方法】右腿伸直舉起與地面垂直，接著右腿向左側

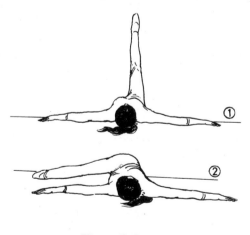

圖26—①②

落下，並以腳尖觸地，同時腰腹部隨之向左擰轉，手臂儘量不離開地面，自然呼吸。換左腿，用同樣方法再做。

【功效】能消除腰側脂肪，兼有使腿健美的作用。

27.仰臥舉腿轉腰（圖27—①②③）

【預備姿勢】仰臥，兩臂側伸，手掌朝下貼地。

【練習方法】雙腿併攏抬起與地面垂直，然後擺向左側慢慢下落，左腳側面觸地，稍停。接著雙腳還原至與上體垂直，再擺向右側慢慢下落，至右腳側面觸地。稍停後還原成垂直姿勢。呼吸自然，要求兩腿左右側擺時，肩和兩臂不得移動。

【功效】減縮腰腹背臀部的脂肪，可美化體型、增強肌力。

28.仰臥車輪跑（圖28—①②③）

【預備姿勢】屈膝肩肘倒立，兩手叉腰。

【練習方法】兩腿彎屈前後交替擺動蹬腳（好像踏自行車動作），注意腳尖伸直，自然呼吸，左右交替為一次，連續進行。

【功效】增強腹背部和大腿部肌力，減縮脂肪。

29.立臥撐（圖29—①②③）

【預備姿勢】直立，兩臂自然下垂。

【練習方法】屈膝下蹲，兩手撐地成蹲撐，兩腿向後伸直成俯撐，接著腹肌用力，雙腿屈膝收回成蹲撐，最後直立還原為一次，自然呼吸，連續進行數次。

【功效】能使全身得到鍛鍊，提高心肺功能，增強肌力和協調性，減縮體脂，達到整體健美之目的。

30.反支撐挺身（圖30—①②）

【預備姿勢】坐在椅上，兩臂撐於椅面兩側。

【練習方法】上體後靠，重心移至手臂上，同時兩腿伸直，臀部緊縮向前挺髖，抬頭挺胸，使身體成一直線，持續5秒鐘，然後還原。注意自然呼吸，兩臂和身體均伸直。

圖27—①②③

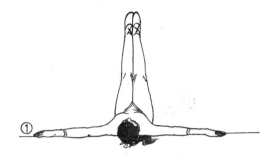

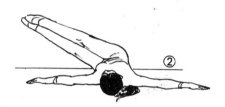

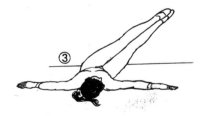

圖28—①②③

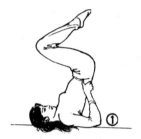

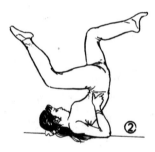

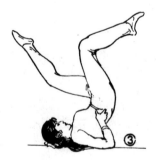

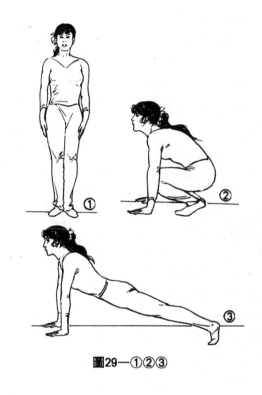

圖29—①②③

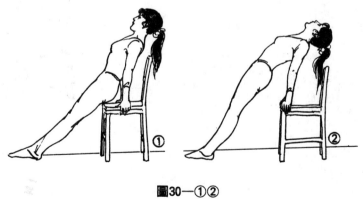

圖30—①②

【功效】有助於胸部豐滿、挺拔，並能減縮腰、臀脂肪，增強肌力。使練習者形體健美，有助於養成楚楚動人的姿態，防止駝背。

31.跳繩

【預備姿勢】身體直立，兩手握繩的兩端把手，屈肘於腰側，置繩於體後。

【練習方法】上體挺直，屈肘靠近腰側，用手腕旋轉跳繩，有節奏地向前揮擺，靠腳、膝、踝的彈力進行併腿跳。自然呼吸，不要憋氣和呼吸太深。

【功效】有助於加強心肺功能，增加彈力和靈活性，並能最大限度地減縮體脂，美化腰、腿曲線，健美形體，保持青春常駐。

32.平臥推舉（圖31—①②）

【器械】槓鈴、啞鈴、臥推器。

【動作要領】

①仰臥在長凳上，使軀幹從後肩部到臀部成「橋」形，即挺胸收小腹，腰背肌用力收緊，腰背部稍離開凳面，只以上背肩部和臀部觸及凳面。這樣有助於胸大肌的集中發力。

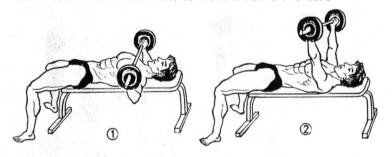

圖31—①②

②槓鈴的橫槓應放在胸部乳頭以上一公分左右處，兩手間距比肩稍寬。如用啞鈴練習，手持鈴應置於兩肩外側。隨即吸氣，以胸大肌的收縮力量，持鈴向上推起，至兩臂伸直，並使胸腔挺起，胸大肌收緊。再呼氣，持鈴慢慢放下還原。

③槓鈴向上推起時，略向前偏，槓鈴運行軌跡稍成「抛物線」形的運動軌跡；兩臂伸直時，槓鈴重心處於肩關節的支撐點上。

【功效】減縮胸脂肪，健美胸大肌。

33.上斜臥推（圖32—①②）

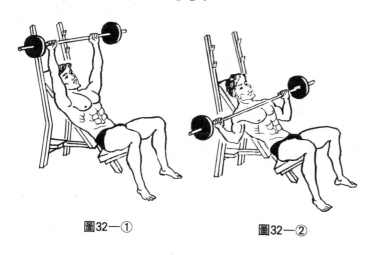

圖32—①　　　　　圖32—②

【器械】槓鈴、啞鈴、長凳和斜板。

【動作要領】

①仰臥在傾斜30～60°角的長凳或斜板上。預備姿勢和動作過程與平臥推舉基本相同。把橫槓放在胸上部和胸鎖骨下沿處，上推時兩臂要與地面成垂直狀。如用啞鈴練習，手持啞鈴應置於兩肩外側。

②在屈臂槓鈴下降時，要以胸大肌的收縮力控制住，使其慢慢放下，不要突然鬆臂加速下降，以免發生危險。

③推起時吸氣，屈臂放下時呼氣。

【功效】減縮胸、肩部脂肪，健美胸大肌和三角肌。

34.平臥飛鳥（仰臥擴胸）（圖33─①②）

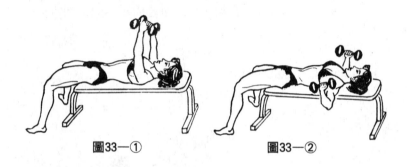

圖33─①　　　　　　圖33─②

【器械】啞鈴、壺鈴、擴胸器。

【動作要領】

①仰臥時軀幹在長凳上或臥推板上，要求和「平臥推舉」一樣稍呈「橋形」姿勢。

②兩手掌心相對持鈴（或壺鈴、擴胸器），兩臂伸直並垂直於地面，握鈴應稍鬆些，以在動作過程中不脫落為原則。

③隨著呼氣，兩臂逐漸屈肘向兩側張開，兩肘間的角度漸漸變小（上臂和前臂之間的夾角在100～120°之間），一直下降到極限為止，使胸大肌感到已充分擴張，整個胸腔完全挺起。再吸氣，持鈴舉起，以胸大肌的收縮力量，兩肘的角度逐漸變大，直至最後兩臂伸直，還原成預備姿勢。

④兩臂持鈴舉起至還原垂直位時，要做到「兩臂夾胸、由屈伸直、挺胸沉肩、意念集中」。兩臂在張開落下或舉起合攏

時，應把整個用力的意識集中在胸大肌上。

【功效】健美胸大肌，對胸部堅挺飽滿、減縮脂肪、擴大胸腔有特殊的作用。

35.仰臥直臂上拉（圖34—①②）

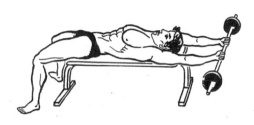

圖34—①

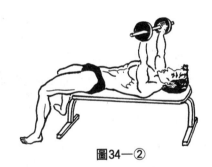

圖34—②

【器械】槓鈴、啞鈴、長凳。

【動作要領】

①仰臥在長凳上，預備體姿同平臥推舉一樣，要求「挺胸沉肩」成橋形，意念要集中。兩手伸直持槓鈴或啞鈴，放在大腿上。

②隨即吸氣，直臂持鈴經體前，向頭頂處落下，至兩臂稍低於軀幹平面，做短促呼氣。再吸氣，直臂持鈴舉起還原。

　【功效】主要健美胸大肌、三角肌和背闊肌，減肥袪脂，擴大胸腔。

36.拉力器夾胸（圖35—①②）

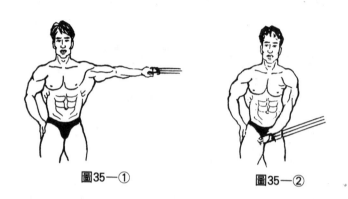

圖35—①　　　　　　　圖35—②

　【器械】重錘拉力器、彈簧拉力器、彈力帶。

　【動作要領】拉引夾胸時，重力方向應該由上向下成45°角（不小於30°角）。手握拉力器把柄時，應使手肘稍屈（肘間夾角約成120°），握把儘量鬆些。隨即吸氣，以胸大肌收縮的力量，使手肘始終保持這個角度，一直向下拉至位於小腹前，這時胸大肌應徹底收縮緊。再呼氣，使胸大肌逐漸恢復伸長，慢慢地向上還原。拉引動作過程中，軀幹應略向前含胸，兩腿稍屈站立。

　【功效】對健美胸大肌、減肥袪脂、美化胸部有顯著效果。

37.坐姿頸前推舉（圖36—①②）

　【器械】槓鈴、啞鈴。

　動作要領：兩手持槓鈴置於胸上（鎖骨窩處），挺胸立腰收腹，隨即吸氣，持鈴垂直向上推起至頭頂前上方兩臂完全伸直為止。稍停，再呼氣，慢慢放下還原。不准借助於上體擺動

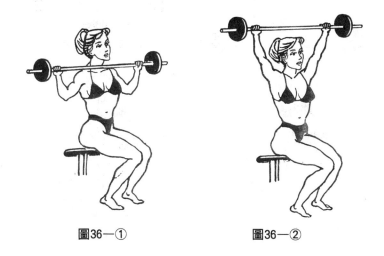

圖36—①　　　　　　圖36—②

或軀幹屈伸的力量。

　　【功效】主要健美肩部三角肌和上臂肱三頭肌，減縮脂肪，使肩膀飽滿結實、富有彈性。

　　38.坐姿頸後推舉（圖37—①②）

　　【器械】槓鈴、啞鈴。

　　【動作要領】

　　①兩手持槓鈴置於頸後肩上，上體保持挺胸收腹緊腰的姿勢。隨即吸氣，持鈴垂直向上推起至頭頂後上方，稍停。再呼氣，慢慢放下還原。

　　②持鈴向上推起時，為了集中使三角肌和上背肌群用力，兩手肘關節應向兩側張開（儘量向後些）。

　　③上體應始終保持挺直的姿勢，不准借助於上體擺動或軀幹屈伸的力量。

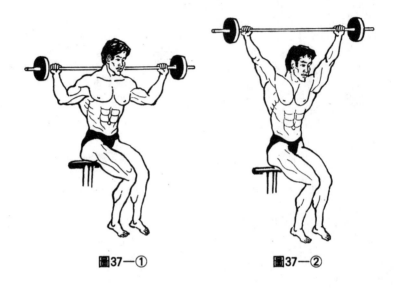

圖37—①   圖37—②

【功效】主要健美肩部三角肌和上背肌群，減肥祛脂，可美化肩、背部曲線，對糾正溜肩、窄肩，獲得豐滿、結實的肩膀有特效，還可防治腰酸背痛。

39.前平舉（圖38—①②）

【器械】槓鈴、啞鈴。

【動作要領】

①兩腳開立，與肩同寬，兩手背向前持槓鈴或啞鈴，下垂於腿前，兩手持鈴間距同肩寬。

②隨即吸氣，直臂持鈴經體前向上舉起，至與肩齊平稍停。再呼氣，直臂慢慢放下還原。

③直臂持鈴舉起時，手肘不要彎曲，上體不准前後擺動借力。

【功效】健美肩部三角肌和斜方肌。

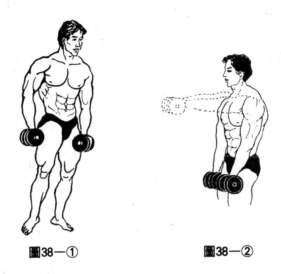

圖38—①　　　　　　　　圖38—②

40.側平舉（ 圖39—①② ）

【器械】啞鈴、彈力帶或重物。

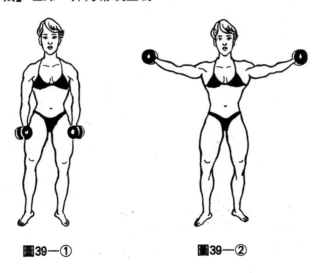

圖39—①　　　　　　　　圖39—②

【動作要領】

①兩腳開立，與肩同寬，兩手拳眼向前持啞鈴下垂於體側。隨即吸氣，持鈴向兩側舉起，至手臂與肩齊時稍停（持鈴舉起時，手肘處應略微彎屈）。再呼氣，持鈴慢慢放下還原至體側。

②持鈴舉起時，上體不准前後擺動借助力量舉起。

【功效】主要健美肩部三角肌，消除多餘脂肪，糾正溜肩、窄肩，對於獲得豐滿、寬闊、結實的肩膀有特效。

41.俯立側平舉（圖40—①②）

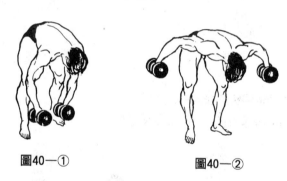

圖40—①　　　　　　　圖40—②

【器械】啞鈴、彈力帶等。

【動作要領】

①兩腳開立，比肩稍寬，俯身向前，屈體至上體與地面平行，背部保持平直，頭部稍抬起，兩腳自然伸直，身體重心落在腳跟的垂直線上。持鈴下垂於腿前。

②隨即吸氣，持鈴向兩側舉起，至與肩齊平時稍停（持鈴舉起時兩肘略為彎屈）。再呼氣，持鈴慢慢放下還原至兩臂下垂姿勢。

③持鈴舉起或放下還原時，上體不准上下擺動。

【功效】主要健美三角肌和上背部肌群，同時能祛除胸、背、腰圍多餘脂肪，可美化胸、肩、背部的曲線，腰酸、背痛者多練此動作，其病便會自癒。

42.直立提肘上拉（圖41—①②）

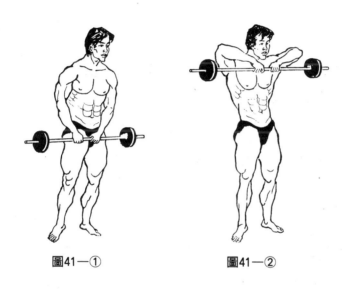

圖41—①　　　　　　　圖41—②

【器械】槓鈴、啞鈴。

【動作要領】

①兩腳開立，兩手背向前握住橫槓，兩手間握距為一個手掌寬的距離（握啞鈴或拉力帶時兩手間距與肩同寬），手持槓鈴下垂於腿前。

②隨即吸氣，持鈴貼身提起，至肩前稍停，這時兩肘應儘量上提。再呼氣，持鈴慢慢貼身放下還原。

③上提時，集中肩部和胸部肌群的收縮力量，持鈴儘量貼身提起，上體保持挺胸、收腹、立腰姿勢，不准前後擺動，兩

肘尖應向上。

【功效】主要健美三角肌、斜方肌和胸大肌，祛除多餘脂肪，可使胸、肩部豐滿挺拔、秀麗動人。

43.槓鈴划船（圖42—①②）

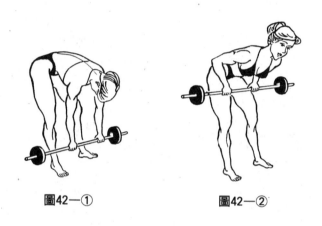

圖42—①　　　　　　圖42—②

【器械】槓鈴、啞鈴、壺鈴、划船器。

【動作要領】

①兩腳開立與肩同寬，兩手背向前持鈴下垂於腿前，兩腳自然伸直，上體向前屈，使背部與地面保持平行狀態，臀部稍向後移，使身體重心處於兩腳跟之間的垂線上。

②隨即吸氣，持鈴沿腿前提起，直至貼住小腹，稍停。再呼氣，慢慢沿腿前放下還原。動作過程要平穩緩慢些。

【功效】主要健美背闊肌和減縮上背部多餘的脂肪。

44.單手持鈴划船（圖43—①②）

【器械】啞鈴、壺鈴。

【動作要領】

①一般是兩腳分開站立，一手扶在凳上或膝蓋上。也可以

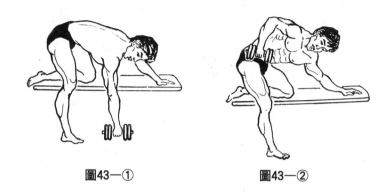

圖43—①　　　　　　　圖43—②

　　將左（右）腿跪在凳上，左（右）手支撐在凳上使背部與地面平行，這種方法更有利於背闊肌的集中收縮發力。注意左、右交替進行。

　　②隨即吸氣，以背闊肌用力收縮，使啞鈴略向後並沿腿側提起至小腹外側，稍停（提鈴時上臂要貼近體側）。再呼氣，仍以背闊肌的收縮力量，使啞鈴慢慢沿腿側放下還原。

　　【功效】同「槓鈴划船」動作。

　　45.併握划船（圖44—①②）

　　【器械】槓鈴（把橫槓的一端套上槓鈴片，另一端不裝槓鈴片，支撐在牆角上，不使其滑動）。

　　【動作要領】

　　①把橫槓置於兩腿間，兩腿自然伸直或略微彎屈，上體前屈與地面保持平行狀。兩手前後互握槓鈴片的內側，兩臂下垂，挺胸、背平、稍抬頭。

　　②隨即吸氣，以背闊肌的力量收縮，使槓鈴的一端提起至胸腹間，稍停（提鈴時兩臂要貼近體側，上體要始終保持挺胸

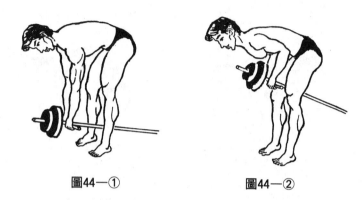

圖44—①　　　　　　　　圖44—②

，這樣就更有利於背闊肌的收縮）。再呼氣，持鈴以背闊肌控制住慢慢放下還原。放下至兩臂下垂時，兩肩胛骨應放鬆，使背闊肌充分伸長，但槓鈴片不能觸地。

【功效】同「槓鈴划船」動作。

46.頸後（寬距）引體向上（圖45—①②）

【器械】單槓（高）。

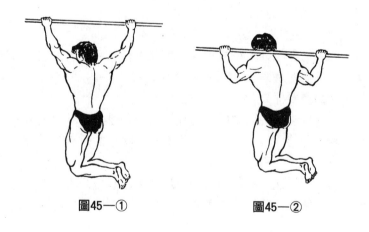

圖45—①　　　　　　　　圖45—②

【動作要領】

①兩臂懸垂在單槓上，兩手寬握距緊握槓，使腰背以下部位放鬆，背闊肌充分伸長，兩小腿向後收縮、抬起。

②隨即吸氣，集中以背闊肌的收縮力，屈臂引體上升，至頸後，使之接近或觸及單槓，稍停。再呼氣，以背闊肌的收縮力量控制住，使身體慢慢下降還原。全身下垂時，肩胛要放鬆，使背闊肌充分伸長。

【功效】主要健美背闊肌、肱二頭肌和胸大肌，消除多餘脂肪，可美化胸、肩、背部曲線。

47.俯身起（圖46—①②）

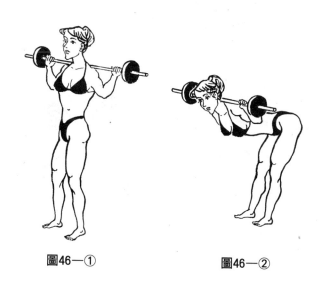

圖46—①　　　　　　圖46—②

【器械】槓鈴、啞鈴。

【動作要領】

①兩腳開立比肩稍寬，兩手持鈴置於頸後肩上，挺胸收腹

緊腰，兩手必須拖牢槓鈴，全身直立。

②隨即吸氣，上體向前慢慢彎下，至背部與地面平行為止，這時臀部應向後移，使身體重心處於腳跟後上方，稍停。再以腰背肌群的力量，挺身起立還原。還原後進行自然呼吸。

③在動作過程中，腰背部必須始終挺直，不准鬆腰含胸弓背；上體前屈時，儘量慢些，切忌突然快速屈體，防止腰部肌群拉傷。

【功效】主要健身腰背肌群和臀部肌群，消除腰背部多餘脂肪，袪除贅肉，加強腰部、臀部曲線美。

48.直腿硬拉（圖47—①②）

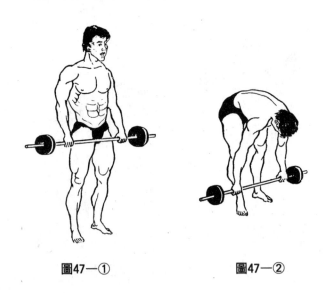

圖47—①　　　　　　　圖47—②

【器械】槓鈴、啞鈴、壺鈴。

【動作要領】

①兩腳開立同肩寬，兩手握橫槓，也可以採用一正一反握

橫槓的方法。直臂持鈴下垂於腿前，挺胸收腹緊腰，全身直立
。

　②隨即呼氣，以腰背部肌群力量控制住，使上體慢慢向前
彎屈，兩腳保持伸直，至槓鈴片接近地面為止。再吸氣，持鈴
挺身起立，同時使兩肩向後展開，胸部儘量向前挺出。

　③在動作過程中，始終保持挺身直腰的姿勢，不准鬆腰弓
背。向前屈體要儘量慢些。

　【功效】主要健美腰背肌群及大腿肌群，消除多餘脂肪，
袪除贅肉，對擴大胸腔也有益處。

49.站立反握彎舉（圖48—①②）

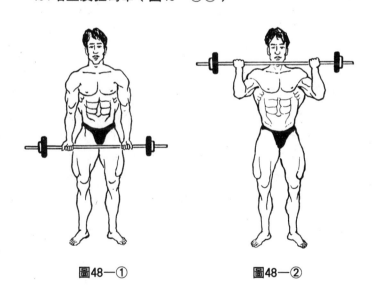

圖48—①　　　　　　　　圖48—②

　【器械】槓鈴、啞鈴、彈簧拉力器等。

　【動作要領】

　①兩腳開立與肩同寬，兩手反握槓鈴槓，持鈴下垂於腿前

，全身直立，上臂緊貼體側。

②隨即吸氣，以肱二頭肌的收縮力量持鈴彎起至肩前，稍停。再呼氣，慢慢地持鈴放下還原。

③持鈴彎起或放下時，上臂一定要緊貼體側，不准前後移動，手腕必須與前臂保持直線狀，不准上下彎動。當持鈴彎起後，應感到肱二頭肌完全收緊感，持鈴放下時應慢慢放下使肱二頭肌始終處於緊張收縮狀態，逐漸使肱二頭肌伸長，放鬆還原。

【功效】主要健美肱二頭肌和肱肌，消除多餘脂肪，美化上肢曲線。

50.坐彎舉（圖49─①②）

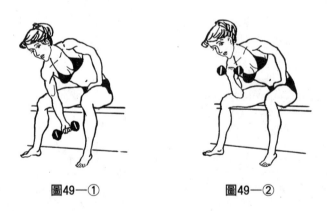

圖49─①　　　　　　　圖49─②

【器械】槓鈴、啞鈴。

【動作要領】

①這個動作有「正坐」、「俯坐」、「斜坐」等姿勢。坐著練的意義主要是使下肢在固定不動的狀態中，上肢用力就更集中些。

「正坐」：手持啞鈴下垂體側，上體挺直坐在凳上；「俯坐」：手持啞鈴下垂於兩腿間，並使上臂的外側靠近在大腿內側，上體略向前傾；「斜坐」：是坐在上體向後傾斜約15～20。左右的靠背椅上，手持啞鈴下垂於體外側。

②不管採用哪種坐姿，必須使手臂下垂伸直，與地面垂直，上臂一定要緊貼體側，其它動作要領同「站立反握彎舉」相同。

【功效】同「站立反握彎舉」動作。

51.頸後臂屈伸（圖50—①②）

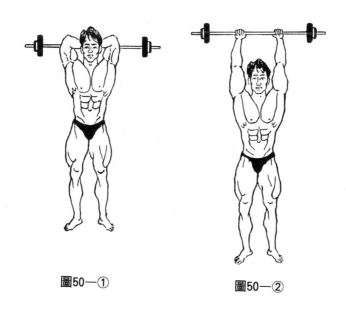

圖50—①　　　　　圖50—②

【器械】槓鈴、啞鈴、拉力器等。

【動作要領】

①身體直立，兩手反握（兩臂外旋，兩手大拇指向外握器

械）或正握（兩手大拇指相對握器械）槓鈴置於頸後，上臂屈曲固定在頭的兩側。

　　②隨即吸氣，用肱三頭肌收縮的力量將前臂伸直至上舉，稍停。然後屈臂慢慢落下，至頸後時呼氣。

　　③不管是採用站姿或坐姿做頸後臂屈伸，上臂必須緊貼耳側，兩肘夾緊，上臂保持與地面垂直狀，兩肘尖垂直向上，不要向前後移動。

　　【功效】主要健美肱三頭肌、肘肌和肱橈肌群，消除多餘脂肪，美化上肢曲線。

　　52.直臂後拉（圖51—①②）

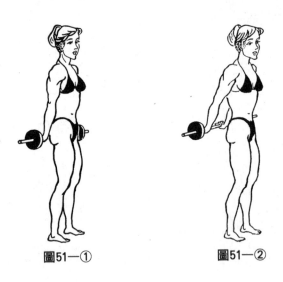

圖51—①　　　　　　　　　圖51—②

　　【器械】槓鈴、啞鈴。

　　【動作要領】

　　①身體直立，上體保持挺胸、收腹、緊腰狀。雙臂伸直，

正握或反握槓鈴於體後。

　　②隨即吸氣，然後用力上拉至最高點，稍停頓。再呼氣，慢慢還原。

　　③上拉至最高點時，應使兩手腕向上翻轉，使肱三頭肌群徹底收緊。

　　④上體不得前後擺動，不得含胸駝背，借力上拉。

　　【功效】同「頸後臂屈伸」動作。

53.站立正握彎舉（圖52─①②）

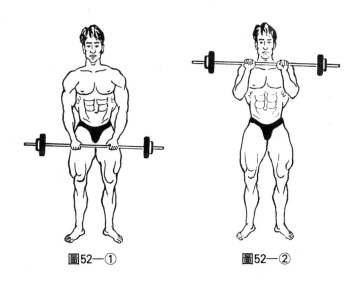

圖52─①　　　　　　　　　圖52─②

　　【器械】槓鈴、啞鈴。

　　【動作要領】

　　①兩腳開立，持槓鈴或啞鈴，下垂於體前，兩手間距與肩同寬。

　　②隨即吸氣，持鈴小臂上翻屈起至胸前，稍停。再呼氣，

持鈴慢慢放下還原。

③持鈴上翻屈起和放下時，上臂必須貼緊體側，不准前後移動，意念要集中。

【功效】主要健美肱二頭肌和前臂後群伸指肌，消除多餘脂肪。

54.反握腕彎舉（圖53—①②）

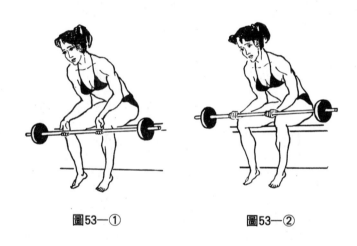

圖53—①　　　　　　圖53—②

【器械】槓鈴、啞鈴。

【動作要領】

①正坐在凳上，手背向下手心朝上持槓鈴或啞鈴，採用中握距。將兩前臂分別放置於兩大腿上，手腕放鬆下垂，兩前臂和肘關節向內夾緊。

②隨即吸氣，持鈴彎起至極限，稍停。再呼氣，持鈴慢慢放下還原。

③在動作過程中，兩上臂必須緊貼體側，前臂緊貼於腿或凳上，不得抬高。

【功效】健美前臂屈伸肌群，消除多餘脂肪，美化前臂曲線。

55.負重箭蹲（圖54—①②）

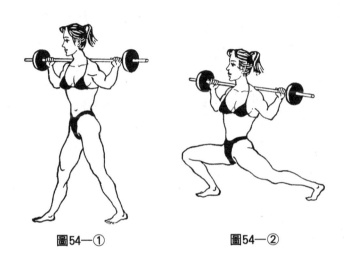

圖54—①　　　　　　　圖54—②

【器械】槓鈴。

【動作要領】

①右腳向前跨出一大步，右腳尖向裡偏斜，全腳掌著地；左腳原地不動，腳跟向外偏斜支撐，兩腿完全伸直站立。兩手持槓鈴置於頸後肩上，上體保持挺胸、收腹、緊腰的姿勢。

②隨即呼氣，上體垂直慢慢下降，右腿屈膝下蹲，至大腿與地面平行為止；左腿（在後）挺直，腳跟提起，前腳掌著地，兩腿成右弓步，稍停。再吸氣，以臀大肌和股四頭肌的力量，伸腿起立還原。左右腿交替練習。

【功效】主要健美臀大肌和大腿股四頭肌群，消除多餘脂肪，袪除贅肉，美化臀部、腿部曲線，提高腿的柔韌性。

56.負重騎鈴屈蹲（圖55—①②）

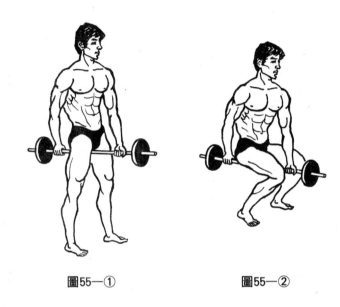

圖55—①　　　　　　　圖55—②

【器械】槓鈴。

【動作要領】

①兩腳開立，左腳（或右腳）向側面橫移一個腳掌的距離，兩腳尖向兩側稍外分。槓鈴置於兩腿間，左手在前，右手在後，分別握住槓鈴，挺胸收腹緊腰，全身直立。

②隨即呼氣，屈膝慢慢下蹲，至大腿與地面平行為止，成騎鈴下蹲姿勢，保持靜止3～5秒鐘。再吸氣，伸腿起立還原。

功效：同「負重箭蹲」動作。

57.頸後負重深蹲（圖56—①②）

【器械】槓鈴。

【動作要領】

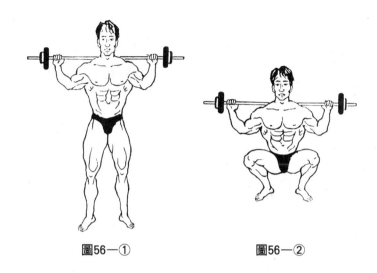

圖56—①　　　　　　　　圖56—②

　　①兩腳分開站立，與肩同寬，把槓鈴置於頸後肩上，兩手握住橫槓，兩腳自然開立，挺胸、收腹、緊腰，全身直立。

　　②隨即屈膝下蹲，至兩膝完全彎屈，稍停。再起立還原。下蹲時呼氣，起立還原時吸氣。

　　【功效】同「負重箭蹲」動作。

58.站立負重提踵（圖57—①②）

　　【器械】槓鈴、舉踵器。

　　【動作要領】

　　①兩腳開立，兩前腳掌站在10公分厚的墊木上，兩手持鈴置於頸後肩上，腳跟露在墊木外。

　　②隨即吸氣，以小腿腓腸肌的收縮力量，使腳跟踮起到最高位置，使腓腸肌充分伸長還原。

　　【功效】健美小腿三頭肌，消除多餘脂肪，增加小腿曲線美。

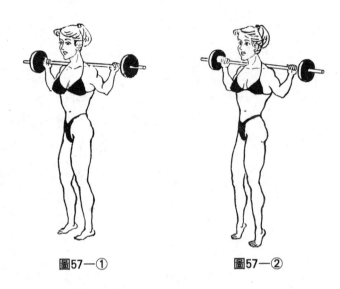

圖57—①　　　　　　　圖57—②

59.坐姿負重提踵（ 圖58—①② ）

【器械】槓鈴、舉踵器、重物。

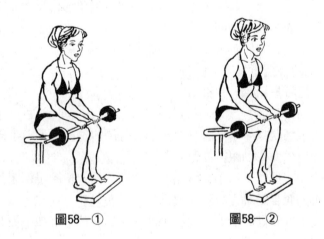

圖58—①　　　　　　　圖58—②

【動作要領】

①正坐在凳上，兩前腳掌站在墊木上，在兩膝蓋上負重物或槓鈴，以兩手托住不使其滑動。

②隨即吸氣，以小腿三頭肌的收縮力量，使腳跟踮起到最高位置，小腿肌肉群完全收緊，稍停。再呼氣，慢慢放下腳跟還原。

【功效】同「站立負重提踵」動作。

60.提踵側舉（圖59—①②）

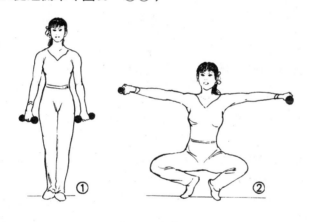

圖59—①②

【器械】啞鈴。

【動作要領】

①兩腳開立，稍比肩寬，兩手持啞鈴於體側下垂。抬頭挺胸，目視前方。

②提踵稍停，然後徐徐屈膝下蹲，兩膝分開，以前腳掌支撐身體重心。同時兩臂成側平舉（鈴與肩平，手心向下），稍停。

　　③接著再伸腿起立，提踵，使大小腿肌肉群極力收縮緊。同時兩臂落於體側還原。

　　④注意呼吸，勿憋氣。下蹲時上體保持垂直，勿前俯。

　　【功效】有助於消除臀部、大腿、小腿和踝部過多的脂肪，健美下肢肌肉群，可使下肢勻稱富有曲線，並有保持脊柱挺直、立姿矯健之功效。

㈣健美減肥運動的程序（附表）

第1天健美減肥運動程序

動作順序	動作圖示	動作名稱	運　動　量					減肥部位
			重量%	組數	次數	速度	密度	
1	圖1	跪立擴胸	自重	2～3	15～20	中快	中	胸部
2	圖3	跪撐後舉腿	自重	2～3	15～20	中快	中	腰、背、臀
3	圖5	側舉腿	自重	2～3	15～20	中快	中	臀、腿
4	圖31	平臥推舉	50～60	3	15	中	小	胸、肩、臂
5	圖37	坐姿頸後推舉	40～50	3	15	中	小	肩、背、臂
6	圖42	槓鈴划船	50～60	3	15	中	小	背、臂
7	圖48	站立反握彎舉	40～50	3	15	中	小	上臂前部
8	圖54	負重箭蹲	50～60	3	20	中	中	臀、腿
9	圖略	跳繩	自重	3	200	快	中	肩、胸、臂腹、背、腿
備　註								

第2天健美減肥運動程序

動作順序	動作圖示	動作名稱	運動量					減肥部位
			重量%	組數	次數	速度	密度	
1	圖2	跪姿俯臥撐	自重	3	15～20	中	中	胸、肩、臂
2	圖4	俯臥後舉腿	自重	3	20	中快	中	臀、背、腿
3	圖6	仰臥起抱腿	自重	3	15～20	快	中	腹部
4	圖32	上斜臥推	50～60	4	15	中	小	胸、肩、臂
5	圖36	坐姿頸後推舉	40～50	3	15	中	小	肩、胸、臂
6	圖43	單手持鈴划船	50	4	15	中快	小	背、臂
7	圖49	坐彎舉	40～50	3	15	中	小	上臂前部
8	圖55	負重騎鈴屈蹲	50～60	4	20	慢中	中	臀、腿
9	圖略	跳繩	自重	3	200	快	中	肩、胸、臂腹、背、腿
備　註								

第3天健美減肥運動程序

動作順序	動作圖示	動作名稱	運動量					減肥部位
			重量%	組數	次數	速度	密度	
1	圖7	直腿上舉	自重	4	20	中	中	下腹部、腿部
2	圖9	仰臥抬臀	自重	4	20	慢	中	臀、腰、背

續上表

動作順序	動作圖示	動作名稱	運動量					減肥部位
			重量%	組數	次數	速度	密度	
3	圖11	足尖深蹲	自重	3	20	中	小	臀、腿
4	圖33	仰臥擴胸	50～60	3	15	中	小	胸、臂
5	圖38	前平舉	40	3	15	中	中	肩、臂
6	圖44	併握划船	50	3	15	中	中	背、臂
7	圖50	頸後臂屈伸	35～40	3	15	慢	小	上臂後部
8	圖56	頸後負重深蹲	50～60	4	15	慢	小	臀、腿
9	圖略	跳繩	自重	3	200	快	中	肩、胸、臂腹、背、腿
備註								

第4天健美減肥運動程序

動作順序	動作圖示	動作名稱	運動量					減肥部位
			重量%	組數	次數	速度	密度	
1	圖8	仰握起坐	自重	3～4	15～20	中快	小	上腹部
2	圖10	擺越椅背	自重	3～4	15～20	中	中	腰、腹、臀、腿
3	圖12	跪姿舉腿俯臥撐	自重	3～4	15	慢	小	胸、臂、臀
4	圖34	仰臥直臂上拉	30～40	3	15	中	中	胸、肩、背
5	圖39	側平舉	40	3	15	中	中	肩部

續上表

動作順序	動作圖示	動作名稱	運動量					減肥部位
			重量%	組數	次數	速度	密度	
6	圖45	*頸後引體向上	自重或40～50	3	10～15	中	小	肩、胸、臂、背
7	圖51	直臂後拉	30～40	3	15	中	中	上臂後部
8	圖57	站立負重提踵	50～60	4	20	中快	大	小腿
9	圖略	跳繩	自重	3	200	快	中	肩、胸、臂腹、背、腿
備　註		*女子可用「坐姿頸後推舉」動作代替。						

第5天健美減肥運動程序

動作順序	動作圖示	動作名稱	運動量					減肥部位
			重量%	組數	次數	速度	密度	
1	圖13	含胸挺胸	自重	4	20	快	大	胸、臂
2	圖15	剪刀式舉腿	自重	4	20	快	大	腹、腿
3	圖17	屈膝舉腿轉腰	自重	3	15～20	中	中	腰、腹
4	圖29	立臥撐	自重	4	15	中	中	胸、肩、臂腹、背、臀、腿
5	圖40	俯立側平舉	30～40	3	15	中	中	肩、上背
6	圖47	直腿硬拉	40～50	3	15	慢	小	腰、背、腿
7	圖52	站立正握彎舉	40～50	3	15～20	慢	中	臂部

續上表

動作順序	動作圖示	動作名稱	運動量					減肥部位
			重量%	組數	次數	速度	密度	
8	圖58	坐姿負重提踵	50～60	4	20	快	大	小腿
9	圖略	跳繩	自重	3	200	快	中	肩、胸、臂腹、背、腿
備　註								

第6天健美減肥運動程序

動作順序	動作圖示	動作名稱	運動量					減肥部位
			重量%	組數	次數	速度	密度	
1	圖14	俯跪後舉腿	自重	4	20	快	中	腰、背、臀、腿
2	圖16	側臥舉腿	自重	4	15～20	中快	中	腰、背、臀外側
3	圖18	仰臥抬上體	自重	4	15	中	中	上腹部
4	圖35	拉力器夾胸	30～40	3	20	中	小	胸、肩
5	圖41	直立提肘上拉	30～40	4	15	中	小	肩、胸、臂
6	圖46	俯身起	40～50	4	15	中	小	腰、背、臀
7	圖53	反握腕彎舉	30～40	4	20	快	大	前臂
8	圖59	提踵側舉	30～40	4	15～20	中	中	肩、臀、腿
9	圖略	跳繩	自重	4	200	快	中	肩、胸、臂腹、背、腿
備　註								

第7天健美減肥運動程序

動作順序	動作圖示	動作名稱	運動量					減肥部位
			重量%	組數	次數	速度	密度	
1	圖19	舉腿翻臀	自重	4	15～20	中	小	腰、腹、臀、腿
2	圖20	雙臂屈伸	自重	4	15	中	小	胸、肩、臂
3	圖21	屈膝轉腰	自重	4	15～20	中	小	腰、腹
4	圖31	平臥推舉	50～60	4	15	中	中	胸、肩、臂
5	圖37	坐姿頸後推舉	40～50	3	15	中	中	肩、背、臂
6	圖44	併握划船	40～50	3	15	中	中	背、臂
7	圖51	直臂後拉	30～40	3	15～20	中	中	上臂後部
8	圖58	坐姿負重提踵	50～60	4	20	快	大	小腿
9	圖略	跳繩	自重	4	200	快	中	肩、胸、臂腹、背、腿
備　註								

第8天健美減肥運動程序

動作順序	動作圖示	動作名稱	運動量					減肥部位
			重量%	組數	次數	速度	密度	
1	圖1	跪立擴胸	自重	4	20	快	中	胸、肩
2	圖12	跪姿舉腿俯臥撐	自重	4	15	中	中	胸、臂、臀
3	圖2	跪姿俯臥撐	自重	4	15	中	中	胸、臂
4	圖32	上斜臥推	50～60	4	15	中	中	胸、肩、臂

續上表

動作順序	動作圖示	動作名稱	運動量					減肥部位
			重量%	組數	次數	速度	密度	
5	圖38	前平舉	40	3	15	中	中	肩、臂
6	圖45	*頸後引體向上	自重或40～50	3	10～15	中	中	肩、胸、臂、背
7	圖52	站立正握彎舉	40～50	3	15～20	中	中	臂部
8	圖59	提踵側舉	30～40	4	15～20	中	中	肩、臀、腿
9	圖略	跳繩	自重	4	200	快	中	肩、胸、臂、腹、背、腿
備 註		*女子可用「坐姿頸後推舉」動作代替。						

第9天健美減肥運動程序

動作順序	動作圖示	動作名稱	運動量					減肥部位
			重量%	組數	次數	速度	密度	
1	圖14	俯跪後舉腿	自重	4	15～20	中	小	腰、背、臀、腿
2	圖15	剪刀式舉腿	自重	4	15～20	快	大	腹、腿
3	圖6	仰臥起抱腿	自重	4	15	中	中	腹部
4	圖36	坐姿頸前推舉	40～50	3	15	中	中	肩、臂、胸
5	圖43	單手持鈴划船	50	3	20	中快	中	背、臂
6	圖50	頸後臂屈伸	35～40	3	15	中	小	上臂後部
7	圖57	站立負重提踵	50～60	4	20	快	大	小腿

續上表

動作順序	動作圖示	動作名稱	運動量					減肥部位
			重量%	組數	次數	速度	密度	
8	圖29	立臥撐	自重	4	15	中	中	肩、胸、臂腹、背、臀
9	圖略	跳繩	自重	4	200	快	中	肩、胸、臂腹、背、腿
備　註								

第10天健美減肥運動程序

動作順序	動作圖示	動作名稱	運動量					減肥部位
			重量%	組數	次數	速度	密度	
1	圖8	仰臥起坐	自重	4	15～20	中	小	上腹部
2	圖9	側臥抬臀	自重	4	15	中	小	腰、背、腹臀
3	圖10	擺越椅背	自重	4	20	中	中	腰、腹、臀、腿
4	圖33	仰臥擴胸	50～60	4	15	中快	中	胸、臂
5	圖39	側平舉	40	3	15	中	中	肩、臂
6	圖46	俯身彎起	40～50	3	15	中	小	腰、背、臀
7	圖53	反握腕彎舉	30～40	4	20	快	大	前臂
8	圖54	負重箭蹲	50～60	4	15	中	中	臀、腿
9	圖略	跳繩	自重	4	200	快	中	肩、胸、臂腹、背、腿
備　註								

第11天健美減肥運動程序

動作順序	動作圖示	動作名稱	運　動　量					減肥部位
			重量%	組數	次數	速度	密度	
1	圖13	含胸挺胸	自重	4	20	快	大	胸、臂
2	圖7	直腿上舉	自重	4	15	中	小	下腹、腿
3	圖16	側臥舉腿	自重	4	20	中快	中	腰、背、臀外側
4	圖54	負重箭蹲	50～60	3	15～20	中	小	臀、腿
5	圖49	坐彎舉	40～50	3	15	中	中	上臂前部
6	圖44	併握划船	40～50	3	15	中	中	背、臂
7	圖40	俯立側平舉	30～40	4	15	中	中	肩、上背
8	圖35	拉力器夾胸	30～40	4	15	中	小	胸部
9	圖略	跳繩	自重	4	200	快	中	肩、胸、臂腹、背、腿
備　註								

第12天健美減肥運動程序

動作順序	動作圖示	動作名稱	運　動　量					減肥部位
			重量%	組數	次數	速度	密度	
1	圖18	仰臥抬上體	自重	5	15	中	中	上腹部
2	圖19	舉腿翻臀	自重	5	15	慢	中	腰、腹、臀、腿
3	圖21	屈膝轉腰	自重	5	15	中	中	腰、腹
4	圖31	平臥推舉	50～60	4	15	中	中	胸、肩、臂

續上表

動作順序	動作圖示	動作名稱	運　動　量					減肥部位
			重量%	組數	次數	速度	密度	
5	圖37	坐姿頸後推舉	40～50	3	15	中	中	肩、背、臂
6	圖44	併握划船	40～50	3	15	中	中	背、臂
7	圖49	坐彎舉	40～50	3	15	中	中	上臂前部
8	圖54	負重箭蹲	50～60	4	15	中	小	臀、腿
9	圖略	跳繩	自重	4	250	快	中	肩、胸、臂腹、背、腿
備　註								

第13天健美減肥運動程序

動作順序	動作圖示	動作名稱	運　動　量					減肥部位
			重量%	組數	次數	速度	密度	
1	圖24	俯撐腿屈伸	自重	5	15	快	小	腰、腹、腿
2	圖26	仰臥舉腿側擺	自重	5	20	快	大	腰、腹、腿
3	圖28	仰臥車輪跑	自重	5	20	快	大	腹、背、腿
4	圖32	上斜臥推	50～60	4	15	中	中	胸、肩、臂
5	圖38	前平舉	40	3	15	中	中	肩、臂
6	圖45	*頸後引體向上	自重或40～50	3	15	中	中	肩、胸、臂、背
7	圖50	頸後臂屈伸	35～40	4	15	中	中	上臂後部
8	圖55	負重騎鈴屈蹲	50～60	4	20	中	小	臀、腿
9	圖略	跳繩	自重	4	250	快	中	肩、胸、臂腹、背、腿
備　註	*女子可用「坐姿頸後推舉」動作代替。							

第14天健美減肥運動程序

動作順序	動作圖示	動作名稱	運動量					減肥部位
			重量%	組數	次數	速度	密度	
1	圖8	仰臥起坐	自重	5	15	中	小	上腹部
2	圖5	側舉腿	自重	5	20	快	大	腰、臀、腿
3	圖10	擺越椅背	自重	5	20	中	大	腰、腹、臀、腿
4	圖33	仰臥擴胸	50～60	4	15	中	中	胸、臂
5	圖39	側平舉	40	4	15	中	中	肩、臂
6	圖46	俯身彎起	40～50	3	15	中	中	腰、背、臀
7	圖51	直臂後拉	30～40	4	20	中	中	上臂後部
8	圖56	頸後負重深蹲	50～60	4	20	中	中	臀、腿
9	圖略	跳繩	自重	4	250	快	中	肩、胸、臂腹、背、腿
備　註								

第15天健美減肥運動程序

動作順序	動作圖示	動作名稱	運動量					減肥部位
			重量%	組數	次數	速度	密度	
1	圖3	跪撐後舉腿	自重	5	15	中	中	臀、腰、背
2	圖14	俯跪後舉腿	自重	5	15	中	中	腰、背、臀
3	圖6	仰臥起抱腿	自重	5	15	中	小	腹部
4	圖34	仰臥直臂上拉	30～40	4	20	中	小	肩、胸、背
5	圖40	俯立側平舉	40	4	20	中	中	肩、上背

續上表

動作順序	動作圖示	動作名稱	運動量					減肥部位
			重量%	組數	次數	速度	密度	
6	圖47	直腿硬拉	40～50	4	20	中	小	腰、背、腿
7	圖52	站立正握彎舉	40～50	3	15	中快	中	臂部
8	圖57	站立負重提踵	50～60	5	20	快	大	小腿
9	圖略	跳繩	自重	5	200	快	中	肩、胸、臂腹、背、腿
備　註								

第16天健美減肥運動程序

動作順序	動作圖示	動作名稱	運動量					減肥部位
			重量%	組數	次數	速度	密度	
1	圖2	跪姿俯臥撐	自重	4	15	中	大	胸、臂
2	圖12	跪姿舉腿俯臥撐	自重	4	15～20	中	大	胸、臂、臀
3	圖22	分腿俯臥撐	自重	4	15～20	中	中	胸、臂
4	圖29	立臥撐	自重	5	20	中	大	肩、胸、臂、腹、背、臀、腿
5	圖41	直立提肘上拉	40～50	5	15～20	中	小	肩、胸、臂
6	圖46	俯身彎起	40～50	4	20	中	小	腰、背、臀
7	圖53	反握腕彎舉	30～40	4	20	中	中	前臂

續上表

動作順序	動作圖示	動作名稱	運動量					減肥部位
			重量%	組數	次數	速度	密度	
8	圖58	坐姿負重提踵	50～60	5	20	快	小	小腿
9	圖略	跳繩	自重	5	200	快	中	肩、胸、臂腹、背、腿
備　註								

第17天健美減肥運動程序

動作順序	動作圖示	動作名稱	運動量					減肥部位
			重量%	組數	次數	速度	密度	
1	圖9	仰臥抬臀	自重	5	15～20	中	大	臀、腰、背
2	圖14	俯跪後舉腿	自重	5	20	快	大	腰、背、臀腿
3	圖27	仰臥舉腿轉腰	自重	5	15～20	中	中	腰、腹、背、腿
4	圖31	平臥推舉	60	4	15～20	中	中	胸、肩、臂
5	圖32	上斜臥推	60	4	15～20	中	中	胸、肩、臂
6	圖36	坐姿頸前推舉	40～50	4	15	中	中小	肩、胸、臂
7	圖37	坐姿頸後推舉	40～50	4	15	中	中小	肩、背、臂
8	圖48	站立反握彎舉	40	4	15	中	中	上臂前部
9	圖略	跳繩	自重	5	200	快	中	肩、胸、臂腹、背、腿
備　註								

第18天健美減肥運動程序

動作順序	動作圖示	動作名稱	運動量					減肥部位
			重量%	組數	次數	速度	密度	
1	圖12	跪姿舉腿俯臥撐	自重	5	20	中	大	胸、臂、臀
2	圖29	立臥撐	自重	5	20	中	大	肩、胸、臂腹、背、臀、腿
3	圖17	屈膝舉腿轉腰	自重	5	20	中	中	腰、腹、腿
4	圖54	負重箭蹲	60	5	20	中	小	臀、腿
5	圖55	負重騎鈴屈蹲	60	5	20	中	小	臀、腿
6	圖44	並握划船	50	3	15	中	中	背、臂
7	圖45	*頸後引體向上	自重或40～50	3	15	中	中	肩、胸、臂、背
8	圖41	直立提肘上拉	40～50	3	10～15	中	小	肩、胸、臂
9	圖略	跳繩	自重	5	200	快	中	肩、胸、臂腹、背、腿
備　註	*女子可用「坐姿頸後推舉」動作代替。							

第19天健美減肥運動程序

動作順序	動作圖示	動作名稱	運動量					減肥部位
			重量%	組數	次數	速度	密度	
1	圖15	剪刀式舉腿	自重	5	20	快	大	腰、腹、腿
2	圖25	仰臥兩頭起	自重	4	15	中	小	腹部

續上表

動作順序	動作圖示	動作名稱	運動量					減肥部位
			重量%	組數	次數	速度	密度	
3	圖23	俯臥舉腿	自重	4	15	中快	中	背、臀
4	圖44	併握划船	50	5	15～20	中	中	背、臀
5	圖43	單手持鈴划船	50	5	20	中	中	背、臀
6	圖39	側平舉	40	4	15	中	小	肩、臂
7	圖36	坐姿頸前推舉	40～50	4	15	中	中	肩、胸、臂
8	圖49	坐彎舉	40	4	15	中	中	上臂前部
9	圖略	跳繩	自重	5	200	快	中	肩、胸、臂腹、背、腿
備　註								

第20天健美減肥運動程序

動作順序	動作圖示	動作名稱	運動量					減肥部位
			重量%	組數	次數	速度	密度	
1	圖19	舉腿翻臀	自重	5	20	中	大	腰、腹、臀、腿
2	圖20	雙臂屈伸	自重	4	15	中快	大	胸、肩、臂
3	圖11	足尖深蹲	自重	5	15～20	快	大	臀、腿
4	圖29	立臥撐	自重	5	15	中快	中	肩、胸、臂、腹、背、臀、腿

續上表

動作順序	動作圖示	動作名稱	運動量					減肥部位
			重量%	組數	次數	速度	密度	
5	圖34	仰臥直臂上拉	30～40	4	15	中	小	胸、背、臂
6	圖35	拉力器夾胸	30～40	5	15	中	中	胸、肩
7	圖52	站立正握彎舉	40～50	4	15	中	中	前、臂部
8	圖51	直臂後拉	30～40	4	15	中快	大	上臂後部
9	圖略	跳繩	自重	5	200	快	中	肩、胸、臂腹、背、腿
備　註								

第21天健美減肥運動程序

動作順序	動作圖示	動作名稱	運動量					減肥部位
			重量%	組數	次數	速度	密度	
1	圖1	跪立擴胸	自重	5	20	快	大	胸、肩
2	圖12	跪姿舉腿俯臥撐	自重	5	15～20	快	大	胸、臂、背、臀
3	圖22	分腿俯臥撐	自重	5	15～20	中快	大	胸、臂
4	圖54	負重箭蹲	60	4	15	中	中	臀、腿
5	圖56	頸後負重深蹲	60	4	15	中	中	臀、腿
6	圖46	俯身彎起	50	4	15	中	中	腰、背、臀
7	圖47	直腿硬拉	50	4	15	中	中	腰、背、腿

續上表

動作順序	動作圖示	動作名稱	運　動　量					減肥部位
			重量%	組數	次數	速度	密度	
8	圖36	坐姿頸前推舉	40	5	15～20	中快	中	肩、胸、臂
9	圖略	跳繩	自重	5	200	快	中	肩、胸、臂腹、背、腿
備　註								

第22天健美減肥運動程序

動作順序	動作圖示	動作名稱	運　動　量					減肥部位
			重量%	組數	次數	速度	密度	
1	圖2	跪姿俯臥撐	自重	5	15～20	中快	大	胸、臂
2	圖13	含胸挺胸	自重	4	20	快	大	胸、臂
3	圖23	俯臥舉腿	自重	4	20	中快	大	背、臀
4	圖33	仰臥擴胸	60	5	15	中	中	胸、肩、臂
5	圖35	拉力器夾胸	40	5	15	中	中	胸、肩
6	圖41	直立提肘上拉	40	4	15	中	中	肩、胸、臂
7	圖52	站立正握彎舉	40	4	15	中	中	前臂、上臂後部
8	圖53	反握腕彎舉	40	4	20	快	小	前臂
9	圖略	跳繩	自重	5	200	快	中	肩、胸、臂腹、背、腿
備　註								

第23天健美減肥運動程序

動作順序	動作圖示	動作名稱	運動量					減肥部位
			重量%	組數	次數	速度	密度	
1	圖3	跪撐後舉腿	自重	5	20	快	大	臀、腰、背
2	圖14	俯跪後舉腿	自重	5	20	快	大	腰、背、臀
3	圖24	俯撐腿屈伸	自重	5	20	快	大	腿、臀
4	圖59	提踵側舉	30～40	5	15～12	中快	中	肩、臀、腿、背
5	圖47	直腿硬拉	50	5	15	中	小	腰、背、腿
6	圖43	單手持鈴划船	50	6	15	中	中	背、臂
7	圖48	站立正握彎舉	40	4	15	中	中	上臂前部
8	圖52	站立正握彎舉	40	4	15	中	中	前臂、上臂前部
9	圖略	跳繩	自重	6	250	快	中	肩、胸、臀腹、背、腿
備　註								

第24天健美減肥運動程序

動作順序	動作圖示	動作名稱	運動量					減肥部位
			重量%	組數	次數	速度	密度	
1	圖4	俯臥後舉腿	自重	5	20	快	大	臀、腰、背
2	圖15	剪刀式舉腿	自重	5	20	快	大	腹、腿
3	圖25	仰握兩頭起	自重	5	15～20	快	大	腹部
4	圖32	上斜臥推	60	6	15～20	中	中	胸、肩、臂

續上表

動作順序	動作圖示	動作名稱	運　動　量					減肥部位
			重量%	組數	次數	速度	密度	
5	圖39	側平舉	40	5	15～20	中快	中	肩、臂
6	圖42	槓鈴握划船	50	5	15～20	中	中	背、臂
7	圖58	坐姿負重提踵	60	4	20	快	大	小腿
8	圖53	反握腕彎舉	40	4	20	快	小	前臂
9	圖略	跳繩	自重	6	250	快	中	肩、胸、臂腹、背、腿
備　註								

第25天健美減肥運動程序

動作順序	動作圖示	動作名稱	運　動　量					減肥部位
			重量%	組數	次數	速度	密度	
1	圖5	側舉腿	自重	5	20	快	大	臀、腿
2	圖16	側臥舉腿	自重	5	20	快	大	腰、臀、腿
3	圖26	仰臥舉腿側擺	自重	5	15～20	快	大	腰、臀、腿
4	圖54	負重箭蹲	60	6	15～20	中	小	臀、腿
5	圖56	頸後負重深蹲	60	6	15～20	中	小	臀、腿
6	圖43	單手持鈴划船	50	4	15	中	中	背、臂
7	圖42	槓鈴划船	50	4	15	中	中	背、臂
8	圖49	坐彎舉	40	5	15～20	中快	中	上臂前部

續上表

動作順序	動作圖示	動作名稱	運動量					減肥部位
			重量%	組數	次數	速度	密度	
9	圖略	跳繩	自重	6	200	快	中	肩、胸、臂腹、背、腿
備　註								

第26天健美減肥運動程序

動作順序	動作圖示	動作名稱	運動量					減肥部位
			重量%	組數	次數	速度	密度	
1	圖6	仰臥起抱腿	自重	5	20	快	大	腹部
2	圖17	屈膝舉腿轉腰	自重	5	15～20	快	中	腰、腹、臀
3	圖27	仰臥舉腿轉腰	自重	5	15～20	快	中	腰、腹、背、臀
4	圖29	立臥撐	自重	6	20	快	中	肩、胸、臂腰、腹、臀、腿
5	圖36	坐姿頸前推舉	50	5	15～20	中快	中	肩、胸、臂
6	圖47	直腿硬拉	50	4	15	中	中	腰、背、腿
7	圖52	站立正握彎舉	40	4	15～20	中	中	前臂、上臂前部
8	圖59	提踵側舉	40	5	20	中快	小	肩、臂、臀、腿

續上表

動作順序	動作圖示	動作名稱	運　動　量					減肥部位
			重量%	組數	次數	速度	密度	
9	圖略	跳繩	自重	6	200	快	中	肩、胸、臀腹、背、腿
備　註								

第27天健美減肥運動程序

動作順序	動作圖示	動作名稱	運　動　量					減肥部位
			重量%	組數	次數	速度	密度	
1	圖7	直腿上舉	自重	5	25～30	中	中	下腹、腿
2	圖18	仰臥抬上體	自重	5	30	中	中	上腹部
3	圖28	仰臥車輪跑	自重	5	30	快	大	腹、背、臀、腿
4	圖31	平臥推舉	60	6	15～20	中快	中	胸、肩、臂
5	圖48	站立反握彎舉	40	6	15～20	中	中	上臂前部
6	圖36	坐姿頸前推舉	50	4	15～20	中	中	肩、胸、臂
7	圖42	槓鈴划船	50	4	15～20	中	中	背、臂
8	圖54	負重箭蹲	60	5	20	中	小	臀、腿
9	圖略	跳繩	自重	6	200	快	中	肩、胸、臂腹、背、腿
備　註								

第28天健美減肥運動程序

動作順序	動作圖示	動作名稱	運動量					減肥部位
			重量%	組數	次數	速度	密度	
1	圖8	仰臥起坐	自重	5	25～30	中	大	上腹部
2	圖19	舉腿翻臀	自重	5	25～30	中	大	腰、腹、背、臀、腿
3	圖29	立臥撐	自重	5	25～30	中快	大	肩、胸、臂腰、腹、臀、腿
4	圖32	上斜臥推	60	6	20～25	中	中	胸、肩、臂
5	圖49	坐彎舉	40	5	20～25	中快	中	上臂前部
6	圖37	坐姿頸後推舉	50	4	20～25	中	中	肩、背、臂
7	圖43	單手持鈴划船	50	5	20～25	中	中	背、臀
8	圖55	負重騎鈴屈蹲	60	4	20～25	中	小	腰、臀、腿
9	圖略	跳繩	自重	6	250	快	中	肩、胸、臂腹、背、腿
備　註								

第29天健美減肥運動程序

動作順序	動作圖示	動作名稱	運動量					減肥部位
			重量%	組數	次數	速度	密度	
1	圖9	仰臥抬臀	自重	5	25～30	中快	大	臀、腰、背

續上表

動作順序	動作圖示	動作名稱	運動量					減肥部位
			重量%	組數	次數	速度	密度	
2	圖20	雙臂屈伸	自重	5	30	快	大	胸、肩、臂
3	圖30	反支撐挺身	自重	5	25～30	中	中	胸、腰、臀、臂
4	圖33	仰臥擴胸	60	6	20～25	中	中	胸、肩、臂
5	圖50	頸後臂屈伸	40	4	20～25	中快	中	上臂後部
6	圖38	前平舉	40	4	20～25	中	中	背、臂
7	圖44	併握划船	50	5	20～25	中	中	背、臂
8	圖56	頸後負重深蹲	60	5	25～30	中	小	臀、腿
9	圖略	跳繩	自重	6	250	快	中	肩、胸、臂、腹、背、腿
備　註								

第30天健美減肥運動程序

動作順序	動作圖示	動作名稱	運動量					減肥部位
			重量%	組數	次數	速度	密度	
1	圖9	仰臥抬臀	自重	5	30	快	大	臀、腰、背
2	圖19	舉腿翻臀	自重	5	30	快	大	腰、腹、背、臀、腿
3	圖28	仰臥車輪跑	自重	5	30	快	大	腹、背、臀、腿

續上表

動作順序	動作圖示	動作名稱	運動量					減肥部位
			重量%	組數	次數	速度	密度	
4	圖29	立臥撐	自重	5	25～30	快	大	肩、胸、臂腹、背、臀、腿
5	圖52	站立正握彎舉	40	4	20～25	中	中	前臂、上臂前部
6	圖40	俯立側平舉	40	4	20～25	中	中	肩、背
7	圖46	俯身彎起	50	5	20～25	中	小	腰、背、臀
8	圖58	坐姿負重提踵	60	6	25～30	快	大	小腿
9	圖略	跳繩	自重	6	250	快	中	肩、胸、臂腹、背、腿
備　註								

第31天健美減肥運動程序

動作順序	動作圖示	動作名稱	運動量					減肥部位
			重量%	組數	次數	速度	密度	
1	圖10	擺越椅背	自重	5	30	快	大	腰、腹、臀、腿
2	圖11	足尖深蹲	自重	5	25～30	快	大	臀、腿
3	圖29	立臥撐	自重	5	25～30	快	大	肩、胸、臂腹、背、臀、腿

續上表

動作順序	動作圖示	動作名稱	運動量					減肥部位
			重量%	組數	次數	速度	密度	
4	圖34	仰臥直臂上拉	40	5	20～25	中	中	肩、胸、背
5	圖51	直臂後拉	40	5	20～25	中	中	上臂後部
6	圖39	側平舉	40	5	20～25	中	中	肩部
7	圖45	*頸後引體向上	自重或40～50	4	10～15	中	中	胸、背、臂、肩
8	圖57	站立負重提踵	60	5	30	快	大	腰、背、小腿
9	圖略	跳繩	自重	6	250	快	中	肩、胸、臂、腹、背、腿
備　註		*女子可用「坐姿頸後推舉」動作代替。						

第32天健美減肥運動程序

動作順序	動作圖示	動作名稱	運動量					減肥部位
			重量%	組數	次數	速度	密度	
1	圖10	擺越椅背	自重	5	25～30	快	大	腰、腹、臀、腿
2	圖21	屈膝轉腰	自重	5	25～30	中快	大	腰、腹、臀
3	圖29	立臥撐	自重	5	25～30	快	大	胸、肩、臂、腹、背、臀、腿
4	圖31	平臥推舉	60	6	20～25	中	中	胸、肩、臂

續上表

動作順序	動作圖示	動作名稱	運動量					減肥部位
			重量%	組數	次數	速度	密度	
5	圖33	仰臥擴胸	60	6	20～25	中	中	胸、臂
6	圖36	坐姿頸前推舉	40	4	20～25	中	中	肩、上臂
7	圖54	負重箭蹲	60	5	20～25	中	小	大腿、臀
8	圖59	提踵側舉	40	4	25～30	中	小	肩、臀、腿
9	圖略	跳繩	自重	6	250	快	中	肩、胸、臂腹、背、腿
備　註								

第33天健美減肥運動程序

動作順序	動作圖示	動作名稱	運動量					減肥部位
			重量%	組數	次數	速度	密度	
1	圖11	足尖深蹲	自重	5	25～30	中快	大	臀、腿
2	圖20	雙臂屈伸	自重	5	25～30	快	大	胸、臂、肩
3	圖30	反支撐挺身	自重	5	25～30	中	中	胸、臂、腰、背
4	圖35	拉力器夾胸	40	5	20～25	中	中	胸部
5	圖41	直立提肘上拉	40	4	20～25	中	中	肩、臂、胸
6	圖48	站立反握彎舉	40	6	20～25	中	中	上臂
7	圖52	站立正握彎舉	40	4	20～25	中	中	前臂、上臂
8	圖56	頸後負重深蹲	60	5	25～30	中	小	臀、腿

續上表

動作順序	動作圖示	動作名稱	運　動　量					減肥部位
			重量%	組數	次數	速度	密度	
9	圖略	跳繩	自重	6	250	快	中	胸、肩、臂腰、背、腿
備　註								

《四》
三十三天健美減肥
飲食的方法

㈠健美減肥飲食原則

1.減少熱量供應，形成熱量供求之間的負平衡

單純性肥胖是由於飲食過度，攝入的熱量超過消耗的熱量，使剩餘的熱量轉化成了脂肪。所以，減肥治療必須先從節制飲食，限制熱量攝入著手，逐步將所攝入熱量降低至其正常需要的60～70％，一般主張每日減少500～1000千卡。在醫務監護下，極度肥胖者可一開始即採用更低熱量飲食，每日減少1000～1200千卡。正常減肥速度一般是一個月內體重減輕2.5～3公斤。

2.控制主食，限制純糖和甜食

如果原來食量較大，主食可採用遞減法，一日三餐各減去50克。逐步將主食控制在250～300克左右，養成吃七八分飽的習慣。對含澱粉過多和極甜的食物如甜薯，馬鈴薯，藕粉，杏仁茶，果醬，蜂蜜，糖果，蜜餞，麥乳精，果汁甜食，儘量少用或不用。要少吃三白食物（精白米，精白麵，白糖），主食最好粗細雜糧混用。

3.適當地提高蛋白質的供給量

減肥者如無心、腎等合併症，每公斤體重可供給1.5～2.0克蛋白質。蛋白質有較高的特殊力作用，可增加熱能消耗，有利於減輕體重。魚、蝦、海鮮、雞肉、兔肉等含蛋白質高，脂

肪少，所含熱量比豬肉低3～6倍，少油的豆製品也是蛋白質的
艮好來源，而且對降低血脂有益。

4.改善烹調方法，應既降低攝入熱量又使之有飽腹感

減肥飲食應避免簡單化，在低熱量的前提下，所用食物應
有飽腹感，並與本人口味和食量相適應。請記住以下特點：豬
肉熱量要比等量的魚、蝦、雞、兔高3～6倍，切成肉絲、肉末
或做成燜排骨（帶骨）、醬汁蝦（連殼），要比燉肉，炒蝦片
顯得量多而省油；50克麵粉可做成十幾個小餛飩或烙成多張薄
餅（夾捲心菜吃）比做成一個小饅頭顯得量多而飽腹；鹵雞蛋
、茶葉蛋等在胃裡停留時間要比煮雞蛋、蒸蛋糕、蛋花湯長一
倍，更經飽，有助於解決低熱量和飽腹感的矛盾；盡量採用蒸
、煮、熬、燉、涼拌等烹調方法，不用煎炸食物，可以減少熱
量攝入。

5.適當的脂肪可以增加飽腹感

限制動物性脂肪和飽和脂肪。烹調用植物油，其中所含不
飽和脂肪酸可以利膽、降低血清膽固醇。不吃含脂肪高的食物
如黃油、奶油、油酥點心、肥鵝、烤鴨、花生、核桃、油煎炸
食物。脂肪要少吃，但並非一點不吃，因為脂肪對維持人體正
常生理功能也有重要作用，而且脂溶性維生素A、D、E、K
是溶解在脂肪裡進入人體內的。減肥期間，適量的脂肪可以增
加飽腹感。

6.克服節食過程中出現的假飢餓

在節食過程中，肥胖者可能出現飢餓、頭昏、乏力等不適
，一般無礙大局，幾天後即可適應。長期下去是否導致營養不
夠呢？這是不會的。因為肥胖在於脂肪過多，是營養過剩造成
的。肥胖的人以往飯量大，不少是長期以來養成的習慣，是心
理上而非生理上的需要。因此，節食後感到餓，往往不是真正

的飢餓，而是心理習慣上的「餓」，經過一段時間，養成了新的飲食習慣，這現象就會自然消失。為避免節食初期產生的飢餓感，可選擇熱量少而體積大的食物，如芹菜、筍、蘿蔔等。

7.規定合理的飲食制度。

一日不應少三餐，要定時定量，兩餐之間或睡覺前感覺飢餓時，可吃些含水分多和糖分少的水果。俗話說：「早餐吃好、午餐吃飽、晚餐吃少。」實踐證明：一日三餐按早、中、晚逐漸減量的辦法，最易減肥。

8.堅持寫好減肥飲食日記。

及時記錄下吃進去的每一點東西，並根據食譜，計算其熱量。經常翻閱一下自己的減肥飲食日記，認真分析吃東西的時間、地點和理由。每半月稱體重一次，看體重是否減輕。當自己動搖而想打退堂鼓時，可以對比一下自己減肥的前後經過，以增強自己的信心。

(二)健美減肥食物

1.薯蕷：

又名山藥。味甘，溫。因以河南懷慶一帶所產最佳，故又稱「懷慶山藥」。現代研究證明，山藥營養豐富，內含澱粉酶、膽鹼、粘液質、糖蛋白和自由氨基酸、脂肪、碳水化合物、維生素C及碘、鈣、磷等。其所含澱粉酶，人稱「消化素」，能分解蛋白質和糖，所以有減肥和輕身之作用。

2.橘：

味辛，溫。廣東新會所產為優，故中醫處方均寫「廣陳皮」。現代研究證明，陳皮含揮發油，主要成分為檸檬烯、枸櫞醛、陳皮式、維生素B_1等，能刺激消化液分泌，使胃腸蠕動加快，因而能去油膩和排泄油膩物，減少脂肪在體內的堆積。橘

皮揮發油可使呼吸道粘膜分泌增加，有利於痰液排出。中醫學認為，胖人多痰。所以排痰也有利於減肥輕身。橘皮既可作菜餚調料，也可與粳米煮粥。

3.黃瓜：

古稱胡瓜，又叫王瓜、刺瓜。中醫學認為黃瓜味甘，寒，有「清熱利尿」之功效。現代研究證明，黃瓜含纖維素，能促進膽固醇的排泄和腸道腐敗食物的排出。鮮黃瓜還含有丙醇二酸，可抑制糖類物質轉變為脂肪，因而能減肥輕身。黃瓜涼拌，加上蒜泥、米醋，不但好吃，還可殺菌，防止腸道疾病。

4.青粱米：

現代稱之為小米。味甘，微寒。利小便，益氣補中，輕身長年。煮粥食，每早、晚一碗青粱小米粥，既輕身減肥，又增氣力。

5.赤小豆：

又名紅豆、紅飯豆。味甘，平。現代研究證明，赤小豆的營養價值比較高，含有21.7%的蛋白質，60·7%的澱粉以及鈣、磷、鐵和維生素B_1、B_2、煙酸、皂素等營養成分，可利尿消腫，解毒排膿。可以水煎服，煮粥或作餡食用。著名的赤小豆鯉魚湯，吃起來美味可口，使人在品嚐佳餚中減肥輕身。

6.菜菔：

又叫蘿蔔。味辛，甘。現代研究證明，蘿蔔含維生素C比梨和蘋果高8～10倍，還含有維生素B_1、B_2、鈣、磷、鐵以及澱粉酶。其中芥子油，還能解肉類油膩。尤其是吃泡蘿蔔這種作用更強。吃蘿蔔還能促進膽汁分泌，有利脂肪的消化。所以吃生蘿蔔和泡蘿蔔，能起減肥輕身的作用。

7.木耳：

味甘，平。木耳有黑、白之分，都屬山珍美味。白木耳又

叫銀耳，含有大量蛋白質、碳水化合物、維生素B、粗纖維、硫、磷、鐵、鎂、鈣、鉀等微量元素；黑木耳也含較多的蛋白質、糖、纖維素、微量元素、胡蘿蔔素、卵磷脂、胞磷脂等營養成分。現代研究證明，木耳中含有一種物質，具有阻止血液中的膽固醇沉積和凝結的作用，膽固醇少，無心血管疾病，這正是輕身健美的具體表現。纖維素能促進腸胃蠕動，促使腸道脂肪食物的排泄，也有利於減肥輕身健美。

8.餘甘子：

又叫油甘子。味甘，寒。產於我國華南、華東各省。秋冬果實成熟，可以生吃。現代研究證明，餘甘子含豐富的維生素C、黃酮式等成分，有祛痰、消積、降血脂等功能，因此可以減肥輕身健美。

9.山楂：

味酸，甘，微溫。現代研究證明，山楂含豐富的酸（蘋果酸、檸檬酸、琥珀酸）和維生素C，它們能促進胃液和膽汁分泌，因此山楂有助於消化，特別利於消化肉食油膩之物。宴席之後，吃點山楂糕，喝碗山楂湯，不但能消油膩、化肉積，還能防治肥胖。所以，對於胃酸不高的肥胖者，常吃山楂便可減肥輕身健美。

10.菱角：

又叫芰、沙角、水栗。味甘，平。現代研究證明，菱角含有豐富的澱粉、葡萄糖、蛋白質等營養物質，因而荒年可用菱角粉當飯吃。由於它不含使人體發胖的脂肪，所以古人認為久服可以輕身減肥。菱角生吃、煮食、做菜吃均可。

11.荷葉：

味苦，平。荷葉是蓮藕之葉，蓮藕有「輕身益年」作用，荷葉更能減肥輕身。現代研究證明，荷葉的有效成分是荷葉鹼

、蓮鹼、荷葉甙等，能降血脂、降血壓，能減肥輕身。有人以荷葉代茶，或鮮荷葉煮粥，連續服食一個月，使體重減輕10多斤，血脂也逐漸降至正常。夏天吃荷葉粥，清香可口，既解暑又減肥，還治高血壓、高血壓病，真是一舉三得。

12.冬瓜：

味甘，微寒。有「利尿益氣」之功效。現代研究證明，冬瓜不含脂肪，含鈉極低，又利尿排濕。因此，常吃冬瓜有明顯的減肥輕身作用；還對腎炎浮腫有消除水腫之功效。對胖人的糖尿病也有一定治療效果。所以有人稱冬瓜是「減肥佳蔬」。冬瓜皮煎湯代水飲亦有同樣輕身消水腫之功效。

13.茶葉：

味苦，甘，微寒。現代研究證明，茶葉含纖維素、葉綠素、咖啡鹼、可可鹼、槲皮素、維生素A元、B_2、C、P、揮發油以及多種微量元素等成分。所以飲茶等於喝了一杯營養品。茶葉中所含生物鹼有強心利尿作用；揮發油及鞣酸有助於消食解油膩。唐代有個和尚，每天飲茶數十碗，活到100多歲，皇帝賜給他50斤茶葉，並給他取名叫「茶五十斤」。現在長壽調查發現，城市的百歲老人多有飲茶嗜好，他們身體都不肥胖。看來飲茶長期不斷，確可使人輕身延年、減肥健美。

14.兔肉：

味甘，涼。有「健脾益氣，滋陰生津，涼血解毒」之功效。我國民諺說：「飛禽莫如鴿，走獸莫如兔。」兔肉確實味美香濃，久食不膩。現代研究證明，兔肉含有豐富的蛋白質，高達24.25%，比豬肉、羊肉高一倍；比牛肉多18.7%；比雞肉高33%。而脂肪含量僅為3.8%，是豬肉中脂肪含量的1／16，牛肉的1／5，羊肉的1／7。兔肉的膽固醇含量低於所有的肉類。所以，兔肉是一種高蛋白、低脂肪、低膽固醇的肉食，人們

吃兔肉，既能增強體質，使肌肉豐滿健壯，並可抗衰老，又不至於使身體發胖，因而是肥胖者輕身減肥、健美延年的理想肉食品。

15.雞肉：

味甘，溫。現代研究證明，雞肉是葷菜中之佳品，不但味道鮮美，而且營養豐富合理，含蛋白質為23.3％、脂肪1.2％以及鈣、磷、鐵、維生素Ｂ、Ａ、Ｃ、Ｅ等。其含人體必需氨基酸，容易被人體消化吸收，有較強的滋補作用。雞肉含的蛋白質比牛肉高，但又比牛肉易消化，也比牛肉含脂肪少，無增加膽固醇之弊，是肥胖者減肥輕身健美的理想肉食品。

16.魚肉類：

我們常食的鯉魚、鰱魚、草魚、帶魚、黃花魚、青魚、鰻魚等，不僅味道鮮美，而且營養豐富。現代研究證明，魚肉中蛋白質不僅含量高，而且質量高，人食之後，吸收率高達96％。魚肉的化學組成與人的肌肉化學組成很接近，蛋白質的氨基酸組成也和人體相稱，能供給人體所必需的氨基酸。魚類所含的鈣、磷等礦物質較其它肉類為高，而且有豐富的碘，及維生素Ａ、Ｄ、Ｂ、B_{12}等。而魚肉中所含的魚油，是由多種不飽和脂肪酸所組成，其脂肪酸的碳鏈較長，具有很好的降低膽固醇作用。所以，人食之後，不會增加脂肪使人發胖，是肥胖者增強體質、健美減肥的理想肉類食品。

(三)健美減肥菜譜

本書所介紹的菜譜一天一菜，循環使用；也可以根據季節變化和實際情況，每天一菜相互調配或更換使用，選擇自己愛吃的菜餚。

1.雞茸菜花

【主料】雞脯肉75克。

【配料】菜花150克，罐頭豌豆15克，火腿末10克。

【調料】花生油、雞蛋清、味精、澱粉、紹酒、精鹽、雞油、鮮湯、蔥、薑汁。

【做法】將雞脯肉剁成細茸，放入碗裡，加蔥、薑汁和少許鮮湯，順一個方向，一邊攪，一邊加湯，待攪至米湯狀時，加雞蛋清、澱粉、精鹽和味精，攪拌均勻。把菜花切成小塊，用開水汆燙透，再用鮮湯煨透撈出。炒勺加油燒熱，晃滿炒勺後倒出，餘下底油燒熱後，將已調味的雞茸倒入，移小火慢炒，待炒成漿糊狀時，放入菜花，邊炒邊加油，最後加雞油，出炒勺，裝盤，再撒火腿末和豌豆。

【特點】鮮嫩清香。

【營養分析】雞茸菜花是以雞脯肉為主料。雞脯肉不僅味道鮮美，受人喜愛，而且被稱作「營養之源」。根據營養學分析，雞脯肉中含蛋白質為23.2%，比同等量的羊肉、豬肉、鵝肉、鴨肉高三分之一到兩倍以上；比蛋白質含量較高的牛肉還高出3.3%。而所含的脂肪，卻只有1.2%，比同等量的其它禽獸類肉所含脂肪均低。配料菜花，每100克含維生素Ｃ88毫克，磷53毫克；維生素Ｃ含量僅次於蔬菜類青椒含量，居第二位。所含磷是人體骨骼發育、正常代謝不可缺少的無機鹽。豌豆中含磷和粗纖維很高。加入少量火腿末，可增加主料的味道。

所以，雞茸菜花，通過精心選料、配料，加入適量調料，又經合理烹飪，色、香、味、形俱全，不僅味道鮮美，食而不膩，營養豐富，利於健康；同時，又低脂肪，不會使人發胖，卻可使人輕捷有力，是符合營養要求的理想減肥菜餚。

2.素燒菜花

【主料】菜花300克。

【調料】豆油、精鹽、味精、麵粉、鮮湯、澱粉、蔥、薑。

【做法】將菜花切成小塊洗淨，用沸水氽燙撈出瀝淨水分，蔥、薑切末備用。炒勺上火燒熱加底油，蔥、薑末熗鍋，加少許麵粉，炸出香味後，添鮮湯，加精鹽、味精，下入焯好的菜花，用旺火燒沸後，轉小火慢燒至酥爛入味時，再用旺火勾芡，淋明油出勺即可。

【特點】清淡鮮香。

【營養分析】素燒菜花，是以菜花為主料的素菜餚。菜花中含有極為豐富的維生素Ｃ，約居蔬菜中的第二位。還含有較多的維生素Ａ、Ｂ以及磷、鈣、鐵等多種無機鹽。菜花不僅營養豐富，而且質地潔白細嫩，味道鮮美，一向被視為菜中珍品。食後，既可增加食慾，滿足人體對維生素的營養需要，又不會增加脂肪導致發胖，是符合營養要求的理想減肥菜餚。

3.醬香茄子

【主料】紫茄子500克。

【配料】肉末500克。

【調料】麵醬、精鹽、味精、食油、白糖、香油、蔥、薑末、蒜片。

【做法】炒勺放寬油，上火燒至五至六成熟時，把整理好的茄子倒入炒勺浸炸一下，再倒入漏勺。炒勺內留少許底油，放肉末、蔥、薑、麵醬煸炒，將茄子放入，添湯，蓋嚴鍋蓋，慢燜熟爛，放蒜片、味精，翻勺，淋香油出勺即可。

【特點】醬香味濃。

【營養分析】醬香茄子是以茄子為主料。茄子又名「落蘇」，古代便列為御宴，曾有「昆侖紫瓜」之稱。茄子種類很多，如白茄、紫茄、青茄等。紫茄除含有無機鹽外，所含維生素Ｐ，也較為豐富，它能增強人體細胞間的粘著力，對防止微血管

出血，保護心腦血管正常功能，起重要作用。加入肉末、麵醬
、味精、白糖、薑末、蒜片等配料和調料，既保持醬香茄子淸
香味，又使它具有辛、辣、鹹、甜等味道，食後香而不膩，獨
具風味。因茄子所含脂肪、碳水化合物極少，所以是高血壓、
動脈硬化病人，以及身體肥胖和超重者祛脂減重的理想菜餚。

4.醋熘白菜

【主料】白菜心400克。

【配料】靑、紅椒塊15克，海米15克。

【調料】醋、食油、花椒、香醋、白糖、精鹽、澱粉、香
油、紹酒、味精、薑絲。

【做法】將白菜心切成像眼塊大小，辣椒切菱角塊，海米
發好。炒勺加底油，上火燒熱，放入花椒炸一下撈出不要，放
入辣椒塊、海米、薑絲、白菜，煸炒適度，加醋稍烹一下，放
糖，添少許湯，加精鹽、紹酒、味精燒煨一會兒，勾茨，淋香
油出炒勺即可。

【特點】酸甜鮮脆。

【營養分析】醋熘白菜，以白菜心為主料，靑、紅辣椒塊
，海米為配料。白菜含有豐富的鈣、鐵、無機鹽和維生素C等
，並且釋放熱量較多。加入靑、紅辣椒塊，海米，通過醋熘不
僅增加鈣、磷等無機鹽含量，而且使菜餚具有色、香、味、形
的特點。同時「醋」能保持白菜中的維生素C不被破壞，此外
，醋與糖結合，使白菜酸甜爽口。白菜中所含蛋白質，接近人
體所需要的蛋白質，而脂肪含量極低，無機鹽和維生素含量豐
富，是肥胖者祛脂減肥的理想菜餚。

5.素炒三絲

【主料】馬鈴薯150克，胡蘿蔔150克，芹菜100克。

【調料】花生油、精鹽、味精、香醋、澱粉、蔥、薑、花

椒油。

【做法】將馬鈴薯去皮和胡蘿蔔切成5厘米長的絲，芹菜去葉洗淨，切成3公分長的段，粗的切開，成絲狀，再將切好的三絲用沸水焯燙，見變色即撈出，用涼水淘涼，然後淨去水分備用。蔥、薑切末。勺上火加底油，燒熱後用蔥、薑熗鍋，下入焯好的三絲，用旺火急速翻炒，烹醋加精鹽、味精，勾少許芡，淋花椒油出炒勺即可。

【特點】清爽脆嫩。

【營養分析】馬鈴薯又稱土豆，每100克馬鈴薯含有16.6克糖，可放出熱量77千卡，還含有64毫克磷和11毫克的鈣及維生素C16毫克，所含脂肪很低，只占0·1克。主料胡蘿蔔，又稱「小人參」，每100克胡蘿蔔含有胡蘿蔔素3.62毫克，在所有蔬菜中居首位。胡蘿蔔素在人體內可轉化為維生素A，對維護人眼健康和皮膚健康起重要作用。此外，胡蘿蔔還含有維生素B_1、B_2、B_5，以及含有鈣、磷、鐵、銅、鎂、錳、鈷等。並含有多種氨基酸和十幾種酶，所以對人體代謝起保證作用。主料芹菜有異香，每100克芹菜含有160毫克鈣、61毫克磷、8.5毫克鐵。其中含鐵量居新鮮蔬菜的首位。據現代科學分析，芹菜中含有芫荽甙、甘露醇、煙酸和環己六醇，是治療高血壓和缺鐵性貧血病人的主要物質。

馬鈴薯絲、胡蘿蔔絲、芹菜絲加調料，用急火翻炒，是白、紅、綠三色相兼，不僅味道清香不膩，而且營養成分豐富，易於消化，對高血壓、高血脂的人，有降壓、降脂和減肥的效果。

6.肉絲炒豆芽

【主料】瘦豬肉150克，綠豆芽150克。

【調料】豆油、醬油、紹酒、香醋、胡椒粉、精鹽、味精

、花椒油、蔥、薑。

【做法】將肉切成5公分長的細絲，豆芽擇洗乾淨，用沸水焯燙透撈出，瀝淨水分，蔥、薑切末備用。勺上火燒熱，加底油先煸炒肉絲，見變色時下蔥、薑末，烹紹酒，加醬油，下入焯好的豆芽，烹醋，加精鹽、味精、胡椒粉，旺火急炒片刻，淋花椒油出勺即可。

【特點】清爽鮮嫩。

【營養分析】肉絲炒豆芽，主料綠豆芽、瘦肉絲。綠豆芽含有較多的維生素C，鈣鹽、磷鹽、對人體抗壞血病、佝僂病有重要作用。瘦肉絲，含蛋白質較肥肉多，而含脂肪較肥肉少，每100克能產生熱量330千卡；同時，還含有較多磷和鐵。所以瘦肉絲與豆芽相配，葷素相兼，營養搭配合理，加入調料，旺火急炒，使其柔脆鮮嫩，味香爽口，卻又不使脂肪儲存於體內，是肥胖者健美減肥的理想菜餚。

7．肉絲拌黃瓜

【主料】豬瘦肉150克，黃瓜200克。

【配料】涼粉15克，水海米15克，香菜5克。

【調料】醬油、豆油、紹酒、香油、香醋、味精、蒜泥。

【做法】將肉切成5公分長細絲，炒勺上火加底油，燒熱下入肉絲煸炒，見變色烹紹酒，加醬油，味精，用中火炒至汁濃時出勺裝盤，晾涼備用。黃瓜洗淨切絲，香菜切段，涼粉用溫水泡發好，再用涼水淘涼，切5公分長的段。將煸炒的肉絲、黃瓜絲、涼粉碼在盤內（可碼成各式圖案），再將海米、香菜放在上面，用香油、醬油、香醋、味精、蒜泥裝入碗內調勻，澆上即可。

【特點】酸辣鹹鮮，清爽適口。

【營養分析】肉絲拌黃瓜，主料黃瓜含有豐富維生素C、

鉀鹽、氨基酸，並含有細纖維素，因此，對促進腸道消化與排泄、降低膽固醇和血壓有重要作用。新鮮黃瓜中，含有一種丙醇二酸的物質，這種物質可抑制人體糖類物質轉化為脂肪。此菜營養豐富合理，具有芳香味道，促進食慾，是肥胖者夏季減肥的理想菜餚。

8.甜辣白菜

【主料】白菜500克。

【配料】紅乾椒絲20克，薑絲5克。

【調料】白糖、香醋、精鹽、花椒、香油。

【做法】白菜切成0‧6公分寬、9.5公分長的條，放鹽醃漬1小時，取出擠淨水分，再改成小段。香醋、白糖熬汁，晾涼倒入白菜段中。炒勻放香油燒熱，把花椒放入炸一下，製成花椒油晾涼備用。將乾辣椒絲用熱水稍泡片刻，撈出晾乾。炒勺放香油，待油稍熱時，將乾椒絲放入，隨著油溫升高，適度浸炸，見油紅椒絲發脆時撈出，防止變黃，製成辣味油晾涼備用。將乾椒絲、花椒油、辣味油等放入白菜段中，拌和均勻即可。

【特點】酸甜鹹辣，脆嫩爽口。

【營養分析】甜辣白菜主料為白菜。白菜是含有礦物質和維生素最豐富的菜之一。一般每100克大白菜中含有鈣61毫克左右，鐵0.5毫克以上，維生素C 20毫克以上。白菜所含熱量較低，大約2.5～3公斤的一棵白菜，所含的熱量大約相當於0.5公斤牛奶或0.25公斤雞蛋所含的熱量。所含蛋白質量較其它蔬菜高，而含脂肪的量極低，極易被人體消化吸收。白菜還能通利胃腸，具有開胸除鬱作用。本道菜餚加入紅乾椒絲、薑絲，其辛辣味不僅能增加獨特的芳香，並有刺激性，使胃液分泌增多，促進食慾。加入白糖，使白菜甜美，色澤光亮，並香氣

濃郁，膾炙人口。甜辣白菜是大眾化的理想減肥菜餚。

9.蔥爆羊肉

【主料】羊肉200克，蔥白100克。

【調料】食油、紹酒、醬油、香油、味精、香醋、薑絲。

【做法】將羊肉切片，蔥切絲。炒勺放寬油，燒至五成熟時，將肉片入炒勺猛炸一下撈出。炒勺放少許底油，上火燒熱，放蔥、薑絲煸炒一會兒，放肉片，用醋烹，放調味品顛炒幾下出炒勺。

【特點】醇香味濃，鮮脆爽口。

【營養分析】蔥爆羊肉，是由主料羊肉、蔥白加調料製作而成。每100克羊肉中，含有13.3克蛋白質，34.6克脂肪，129毫克磷，能釋放367千卡熱量。羊肉味道鮮美，歷來被認為是溫補強壯食品，但多增長肌肉，而不增加脂肪，被稱作肉類中減肥的佳品。大蔥辛散，具有發散性質，含有一定量蛋白質和豐富的維生素Ｃ、無機鹽。並能起調味、殺菌、降低人體膽固醇的作用。據研究表明，大蔥能除掉人體血管上的膽固醇，還能破壞血液中的纖維原，避免發生血栓。羊肉配大蔥，既能提高營養，又不會使血中膽固醇升高，是理想的減肥菜餚。

10.雪片油菜

【主料】雞蛋清200克，油菜200克。

【調料】花生油、精鹽、味精、澱粉、鮮湯、蔥、薑、紹酒。

【做法】將雞蛋清加精鹽、味精、澱粉，攪拌勻，上火在油炒勺中攤成蛋片，倒入漏炒勺；淨出油備用；油菜洗淨切成骨牌片，蔥、薑切片。炒勺上火燒熱，加底油，蔥、薑末熗鍋，下入油菜片煸炒，烹紹酒，加精鹽、味精，找好口味，再下入雞蛋片，用中火翻炒均勻，出勺即可。

【特點】鮮嫩味美。

【營養分析】雪片油菜，主料油菜、蛋清。每100克油菜含維生素Ｃ51毫克，磷52毫克，鈣140毫克，均較其它蔬菜為高。蛋清含有豐富的蛋白質，不含有脂肪。蛋清蛋白質所含的氨基酸，與人體組織中蛋白質的氨基酸組成接近，是人體所必需的氨基酸，因而利用率高達99.6％；是生理價值高的食品。這道菜用油菜、蛋清相配，加入調料，通過烹飪，使菜餚清淡味美，營養豐富，既可滿足人體生理需要，又是夏季減肥的理想菜餚。

11.辣爆兔丁

【主料】淨兔肉200克。

【配料】冬筍15克，豌豆、胡蘿蔔各10克，雞蛋50克，紅乾椒2.5克。

【調料】食油、醬油、精鹽、紹酒、味精、辣豆瓣醬、白糖、香醋、澱粉、香油、蔥薑。

【做法】將兔肉切成0.8公分見方的丁，加雞蛋、精鹽、紹酒、味精、澱粉漿拌均勻。冬筍、胡蘿蔔切丁，紅乾椒切末，蔥、薑切末；用醬油、味精、白糖、香醋、紹酒、澱粉對成鹵汁，盛在碗中備用。炒勺上火加油，燒至四成熟時將兔肉丁下勺滑透倒入漏勺，炒勺內留少許底油，將紅乾椒炸出色後下蔥、薑、辣豆瓣醬炒開，放入配料、主料，將對好的鹵汁潑入，用旺火翻掛均勻，淋香油出勺即可。

【營養分析】辣爆兔肉丁的主料為兔肉，兔肉的營養價值獨特，是典型的高蛋白、低脂肪、低膽固醇的肉食。加入配料冬筍，豌豆，胡蘿蔔，雞蛋，紅辣椒，除增加煙酸、維生素、胡蘿蔔素、粗纖維、鐵等營養成分外，更使其色、香、味、形俱備，鮮美可口，常食不厭，是國內外公認的健美減肥的理想

菜餚。

12.蔥油黃魚

【主料】 鮮黃魚一尾,約750克。

【配料】 蔥絲25克,薑絲15克,香菜段15克。

【調料】 香油、紹酒、香醋、味精、胡椒粉、醬油、精鹽、花椒、蔥段、薑塊。

【做法】 將魚刮鱗、去鰓,除內臟洗淨,兩面剁馬蘭花刀,下沸水鍋中氽燙透取出,放入盆裡。再加鮮湯、精鹽、紹酒、味精和蔥段、薑塊,上屜蒸熟取出。待控淨湯,將魚取出裝盤,蔥、薑絲、香菜段,撒在魚上。用小碗加醬油、香醋、香油、味精、胡椒粉,對成汁滷。炒勺加底油,上火燒熱,放入花椒炸一下,撈出花椒,將花椒油澆在蔥、薑絲、香菜段上,再將對好的汁滷澆在魚身上即可。

【特點】 清鮮爽口。

【營養分析】 蔥油黃魚,主料黃魚加入配料蔥絲、薑絲、香菜以及調料製成。黃魚在魚類中,營養價值是較高的,每100克中含蛋白質17.6克,磷135毫克,鈣33毫克。魚所含蛋白質基本接近人體蛋白質,易被消化吸收和利用。而魚類所含的脂肪,即魚油,是由多種不飽和脂肪酸所構成,碳鏈較長,具有降膽固醇的作用。這就是食魚肉少發心腦血管病和使人長壽,不會發胖的奧秘。所以,蔥油黃魚是肥胖者增強體質、健美減肥的理想菜餚。

13.西瓜酪

【主料】 西瓜 1 個,約重1.5公斤。

【配料】 櫻桃50克,凍粉25克。

【調料】 白糖、香草粉。

【做法】 將西瓜一切兩半,掏出瓜瓤,用口罩布包起,將

西瓜汁擠入小方盤內，櫻桃切片。將炒勻上火，加750克水，放洗淨的凍粉，加白糖75克熬化後，倒入盛西瓜汁的小方盤裡，放冰箱冷卻，片成菱形塊。炒勻上火，加大火，將白糖、香草粉熬成糖汁，而後放冰箱冷卻。將切好的西瓜酪、櫻桃放入大碗，再將冷卻的糖汁倒入即可。

【特點】清涼爽口。

【營養分析】西瓜酪主料是西瓜。西瓜可食部分含水達93.6％。每100克西瓜中含蛋白質1.2克，脂肪幾乎等於零。碳水化合物為4.2克，還有一定量的維生素B_1、B_2、C等。西瓜有利尿和消耗熱量作用，加上本身幾乎不含有脂肪，除含有一定量胡蘿蔔素和維生素C外，味美色鮮，使西瓜酪的色、形、味都很佳美。肥胖者多食西瓜酪，能解暑利尿、降溫，是夏季理想的減肥菜餚。

14.杏仁豆腐

【主料】乾杏仁100克，凍粉25克。

【配料】櫻桃30克。

【調料】白糖、香草粉。

【做法】將乾杏仁用開水泡軟，剝去皮，搗碎，用細紗布擠出杏仁漿，倒入盤裡。將凍粉洗淨，加水熬化，倒入盤裡，放冰箱冷卻後，即成杏仁豆腐。將杏仁豆腐取出，切成菱形塊，將櫻桃點綴在上面，再把糖漿倒入盤中即可。

【特點】降暑祛熱，清涼爽口。

【營養分析】杏仁豆腐，主料為杏仁，凍粉。杏仁每100克含有蛋白質35.7克，脂肪51克，糖6克，鈣141毫克，磷202毫克，鐵3.9毫克，以及多種維生素等。杏仁所含脂肪為植物性的，蛋白質也與人體蛋白質相接近，故均易被吸收。凍粉含有一定量的糖類，櫻桃含有較多胡蘿蔔素和維生素C。杏仁有

苦甜之分，苦杏仁中含有2%的苦杏仁式，水解之後，易生成毒性很強的氫氰酸、苯甲醛，使人急性中毒。故苦杏仁食用前，要用冷水浸泡數日，再用熱水煮透，使毒性物質全部揮發，就不會中毒了。

　　杏仁豆腐，通過烹飪加工後，香甜滑嫩，清涼潤喉，對消暑解渴十分有益，食後不增加人體脂肪和碳水化合物，是肥胖者健美減肥的清淡佳品。

15.馬鈴薯燒牛肉

　　【主料】牛肉500克，馬鈴薯250克。

　　【配料】胡蘿蔔50克，芹菜20克，大蔥25克。

　　【調料】豆油、醬油、精鹽、味精、紹酒、白糖、薑、香油。

　　【做法】將牛肉切成3公分見方的塊，馬鈴薯去皮切成滾刀塊，胡蘿蔔洗淨切成劈柴塊，芹菜去葉切段，大蔥切瓣，薑切塊拍鬆備用。勺加寬油，上火燒至六七成熟，將牛肉和馬鈴薯分別炸至變色撈出，炒勺內留底油，用大蔥、薑塊熗鍋，下水牛肉，烹紹酒加醬油、白糖、添湯，旺火燒沸，移小火慢燒至酥爛時，入馬鈴薯、胡蘿蔔，加精鹽、味精，找好口味，放芹菜段，轉旺火收汁，見湯汁稠濃時，淋香油出勺即可。

　　【特點】酥爛鮮香。

　　【營養分析】馬鈴薯燒牛肉，主料為牛肉、馬鈴薯。牛肉營養極為豐富，每500克牛肉，含有蛋白質近100克，而所含的脂肪和膽固醇卻很低。並含有人體所需要的十二種氨基酸，牛肉所釋放熱量最多，每100克可產熱量270千卡，所以牛肉又是一種高能食品。主料馬鈴薯，含有豐富的澱粉、蛋白質、維生素。馬鈴薯與牛肉相配，經燒製烹飪後，味濃而醇，鮮香可口，其營養素可全部被吸收，消耗，並不增加人體脂肪和血脂，

是肥胖者增強體質、健美減肥的理想菜餚。

16.鍋煬番茄

【主料】番茄500克。

【配料】雞蛋125克。

【調料】食油、香油、紹酒、精鹽、味精、白糖、麵粉、蔥、薑。

【做法】將番茄洗淨，切成0‧5公分厚的圓片，撒點味精、精鹽調味，拍一層麵粉。把雞蛋打在碗裡攪開，把粘麵的番茄片兩面拖上雞蛋。炒勺加底油，上火燒熱，將番茄下勺，兩面煎透，呈金黃色時，下蔥、薑末，添雞湯，加精鹽、味精、紹酒煬透，加明油，出勺裝盤。

【特點】清香味美。

【營養分析】鍋煙番茄，主料番茄，配料雞蛋。西紅柿又稱番茄，所含營養素主要為維生素C、A、B_1、B_2，以及胡蘿蔔素和鉀、鈣、磷、鐵、無機鹽等。是人體正常代謝中，生理價值較高的蔬菜。現代醫學研究證明，番茄中具有較多的檸檬酸、蘋果酸。這些物質能夠促進胃液和唾液的分泌，幫助消化，有增加胃內酵素的作用。番茄中，還具有番茄鹼，對高血壓有治療作用。配入雞蛋，可提高鍋煬番茄中蛋白質的含量，從而使這道菜餚營養豐富、合理，味道鮮美，酸甜適口，健胃助消化，是肥胖者健美減肥理想的低熱量菜餚。

㈣健美減肥食譜（附表）

　　本書介紹的食譜每天食用一譜，以16天為一個周期，循環使用；也可以根據季節變化和實際情況，一天一食譜，相互調配或更換代替使用，選擇自己愛吃的食譜，以取得佳效。

第1天健美減肥食譜（1人份）

時間＼食譜	名稱	用料（克）	總熱量（千卡）
早 餐	1.牛奶 2.麵包或饅頭 3.水果和菜	1.鮮牛奶250 2.麵包或饅頭50 3.蘋果70　萵筍40	
午 餐	1.青菜炒肉 2.紅燒魚 3.煮南瓜 4.大米飯	1.捲心菜50　胡蘿蔔20 　瘦豬肉20　青椒10 2.魚30 3.南瓜100　白糖4 4.大米80	1495
晚 餐	1.炒菠菜 2.牛肉炖豆腐 3.大米飯 4.水果	1.菠菜60 2.瘦牛肉80　豆腐100 3.大米110 4.時令水果100	
備註			

第2天健美減肥食譜（1人份）

時間＼食譜	名稱	用料（克）	總熱量（千卡）
早 餐	1.炒南瓜 2.青椒炒豬肝 3.速醃鹹菜 4.醬湯 5.大米飯	1.南瓜100 2.青椒50　豬肝40　醬12 　白糖5　油3 3.黃瓜30 4.綠豆芽30　醬12 5.大米飯50	1396

續上表

時間 \ 食譜	名稱	用料（克）	總熱量（千卡）
午 餐	1.炒雞蛋 2.拌番茄 3.牛奶 4.饅頭或米飯	1.雞蛋50　油2 2.番茄120　白糖20 3.牛奶180 4.饅頭或大米飯30	
晚 餐	1.燉魚 2.涼拌豆腐 3.清湯 4.大米飯	1.魚60　白糖2 2.豆腐100　番茄120 　黃瓜30 3.海帶絲20 4.大米飯110	1396
備註			

第3天健美減肥食譜（1人份）

時間 \ 食譜	名稱	用料（克）	總熱量（千卡）
早 餐	1.蛋衣烤雞肉 2.涼拌黃瓜 3.醬湯 4.大米飯	1.雞肉40　雞蛋50 　麵粉2　油3 2.黃瓜100 3.油菜50　油炸豆腐10 　醬12 4.大米飯80	1434.34
午 餐	1.拌涼菜 2.什錦麵條 3.水果 4.牛奶	1.番茄18　黃瓜60　油4 2.細麵條30　豬肝30 　雲豆30　洋蔥20 　香菇10　油2 3.蘋果200　紅薯50 4.鮮牛奶180	

續上表

食譜＼時間	名稱	用料（克）	總熱量（千卡）
晚餐	1.烤魚加蘿蔔泥 2.涼拌菜 3.豆腐湯 4.大米飯	1.魚50　蘿蔔30 2.胡蘿蔔80粉絲5油5 3.豆腐40　山芋50　蘿蔔10　胡蘿蔔20 4.大米飯80	1434.34
備註			

第4天健美減肥食譜（1人份）

食譜＼時間	名稱	用料（克）	總熱量（千卡）
早餐	1.牛奶 2.麵包或饅頭 3.冷盤	1.鮮牛奶180 2.麵包或饅頭45 3.蘋果80　萵筍60　黃瓜60　油4	
午餐	1.什錦麵條 2.糖煮紅薯 3.水果	1.麵條60　雞肉40　捲心菜100　胡蘿蔔20　油6 2.紅薯50　白糖6 3.時令水果130	1357
晚餐	1.煮肉加蘿蔔條 2.涼拌蘿蔔絲 3.魚肉山芋餅清湯 4.大米飯	1.瘦豬肉60蘿蔔90 2.胡蘿蔔70 3.魚肉山芋餅40大蔥10 4.大米飯80	
備註			

第5天健美減肥食譜（1人份）

時間　　食譜	名稱	用料（克）	總熱量（千卡）
早餐	1.炒雞蛋 2.醬湯 3.大米飯	1.雞蛋50　油2 2.小白菜20　醬12　油炸豆腐10 3.大米飯80	
午餐	1.涼麵 2.水果	1.麵條60　瘦豬肉50　魚20　綠豆芽50　黃瓜20　油4 2.時令水果200	1493
晚餐	1.青椒炒豬肝 2.燉菜 3.番茄雞蛋湯 4.大米飯	1.青椒30　豬肝50 2.馬鈴薯100　菜豆50　白糖4 3.番茄60　洋蔥40　雞蛋25　海米2　油7 4.大米飯80	
備註			

第6天健美減肥食譜（1人份）

時間　　食譜	名稱	用料（克）	總熱量（千卡）
早餐	1.油炸墨魚 2.酸白菜 3.醬湯 4.大米飯	1.墨魚80 2.白菜50 3.油菜20　醬12 4.大米飯110	1411

續上表

時間＼食譜	名稱	用料（克）	總熱量（千卡）
午　餐	1.炒蔬菜 2.牛奶 3.饅頭或米飯 4.水果	1.捲心菜100　韮菜30　油4 2.牛奶180 3.饅頭或大米飯30 4.時令水果200	1411
晚　餐	1.黃瓜絲 2.清蒸雞肉 3.清湯 4.涼拌茄子 5.大米飯	1.黃瓜50 2.雞肉75 3.豆腐50　鮮蘑菇10 4.茄子30 5.大米飯110	
備註			

第7天健美減肥食譜（1人份）

時間＼食譜	名稱	用料（克）	總熱量（千卡）
早　餐	1.牛奶 2.荷包蛋 3.饅頭或大米飯	1.鮮牛奶180 2.雞蛋50　油3 3.大米飯110	1410
午　餐	1.肉餡雞蛋餅 2.油豆腐燉芋頭 3.清湯 4.大米飯 5.水果	1.雞肉餡30　洋蔥20　雞蛋35 2.油豆腐40　芋頭45　白糖4 3.海帶絲少許 4.大米飯50 5.蘋果200	

續上表

時間＼食譜	名稱	用料（克）	總熱量（千卡）
晚餐	1.清燉雞肉 2.大米飯	1.雞肉90　白菜200　豆腐70　蘿蔔60　胡蘿蔔20　香菇10　粉絲50　洋蔥30 2.大米飯55	1410
備註			

第8天健美減肥食譜（1人份）

時間＼食譜	名稱	用料（克）	總熱量（千卡）
早餐	1.牛奶 2.拌涼菜 3.饅頭或大米飯	1.牛奶180 2.芹菜80　海米20 3.饅頭或大米飯40	
午餐	1.煮山芋 2.醬豬肝 3.牛奶 4.大米飯	1.山芋70　白糖4 2.豬肝60　烤豆腐80　甜醬10 3.鮮牛奶100 4.大米飯55	1246
晚餐	1.雞肉燉馬鈴薯 2.炒油菜 3.饅頭或大米飯	1.雞肉60　馬鈴薯100　洋蔥50　胡蘿蔔20　麵粉　5 2.油菜100 3.饅頭或大米飯50	
備註			

第9天健美減肥食譜（1人份）

時間＼食譜	名稱	用料（克）	總熱量（千卡）
早餐	1.牛奶 2.雞蛋炒菠菜 3.麵包或饅頭 4.水果	1.鮮牛奶140　白糖6 2.菠菜80　雞蛋20 3.麵包30或饅頭30 4.時令水果160	
午餐	1.辣醃藕 2.湯麵 3.水果	1.藕30 2.細麵條140　墨魚80 　白菜70　胡蘿蔔30　青椒30 3.時令水果100	1382
晚餐	1.油煎胡蘿蔔條 2.蒸南瓜 3.拌涼菜 4.大醬湯 5.大米飯	1.胡蘿蔔70　麵粉7　雞蛋30 2.南瓜150 3.青椒20　洋蔥60　油10 4.菠菜10　醬12 5.大米飯50	
備註			

第10天健美減肥食譜（1人份）

時間＼食譜	名稱	用料（克）	總熱量（千卡）
早餐	1.烤墨魚 2.醬湯 3.醃鹹菜 4.大米飯	1.墨魚60 2.雞蛋50　韭菜20　醬12 3.黃瓜50 4.大米飯80	1496

續上表

時間＼食譜	名稱	用料（克）	總熱量（千卡）
午 餐	1.木耳湯 2.拌涼菜 3.饅頭或大米飯 4.水果	1.木耳15　湯150　糖10 2.番茄240　黃瓜60 　熟豬肝55 3.饅頭或大米飯80 4.時令水果120	1496
晚 餐	1.清蒸魚 2.毛豆 3.萵苣炒雞蛋 4.黃瓜炒茄子 5.大米飯	1.魚50　鮮蘑菇30 2.毛豆30 3.萵苣80　雞蛋25　油5 4.茄子50　黃瓜30 5.大米飯100	
備註			

第11天健美減肥食譜（1人份）

時間＼食譜	名稱	用料（克）	總熱量（千卡）
早 餐	1.煮雞蛋 2.炒菠菜 3.拌涼菜 4.牛奶 5.饅頭或大米飯	1.雞蛋50 2.菠菜90　油3 3.萵苣60　菜花60 　菜豆20 4.鮮牛奶100 5.饅頭或大米飯60	1502
午 餐	1.白菜燉豆腐 2.大米飯	1.白菜40　油炸豆腐30 　胡蘿蔔10　油3　白糖4 2.大米飯110	

續上表

食譜＼時間	名稱	用料（克）	總熱量（千卡）
晚餐	1.燉魚肉 2.煮紅薯 3.拌涼菜 4.醬湯 5.大米飯	1.魚肉80 2.紅薯6　白糖6 3.黃豆20　芹菜40 4.菠菜20　蘿蔔30　醬12 5.大米飯80	1502
備註			

第12天健美減肥食譜（1人份）

食譜＼時間	名稱	用料（克）	總熱量（千卡）
早餐	1.牛奶 2.涼拌馬鈴薯絲 3.饅頭或大米飯	1.鮮牛奶180 2.馬鈴薯70　雞蛋25　洋蔥20　胡蘿蔔10 3.饅頭或大米飯30	
午餐	1.火鍋麵條 2.炒白菜 3.水果	1.麵條140　雞肉脯30　油菜30　鮮蘑菇10　雞蛋35 2.白菜60 3.蘋果100	1483
晚餐	1.拌菠菜 2.烤墨魚片 3.清湯 4.大米飯	1.菠菜90 2.墨魚180　胡蘿蔔20　醬20　白糖5 3.豆腐50　油菜30 4.大米飯110	
備註			

第13天健美減肥食譜（1人份）

時間＼食譜	名稱	用料（克）	總熱量（千卡）
早　餐	1.綠豆芽炒火腿肉 2.山芋黃花魚 3.醬湯 4.大米飯	1.綠豆芽80　火腿肉30 2.山芋70　黃花魚少量 3.茄子80　洋蔥20　醬12 4.大米飯55	
午　餐	1.洋蔥炒雞蛋 2.拌涼菜 3.牛奶 4.水果 5.饅頭或大米飯	1.雞蛋50　洋蔥40　油4 2.番茄100　黃瓜60 3.鮮牛奶140 4.梨100 5.饅頭或大米飯50	1434
晚　餐	1.炒柿子椒 2.燉豆腐 3.醬湯 4.大米飯	1.柿子椒60 2.豆腐100 3.芋頭莖30　醬12 4.大米飯130	
備註			

第14天健美減肥食譜（1人份）

時間＼食譜	名稱	用料（克）	總熱量（千卡）
早　餐	1.炒雞蛋 2.拌白菜絲 3.醬湯 4.大米飯	1.雞蛋150 2.白菜90 3.油菜30　炸豆腐10　蘿蔔絲30　醬12 4.大米飯55	1502

續上表

時間＼食譜	名稱	用料（克）	總熱量（千卡）
午餐	1.豬肉炒菠菜 2.饅頭或大米飯 3.水果	1.瘦豬肉30　菠菜90　油5 2.饅頭或大米飯30 3.時令水果200	1502
晚餐	1.肉餡捲心菜捲 2.醋拌菜花 3.大米飯	1.捲心菜50　雞肉餡70 　洋蔥20　胡蘿蔔15 　雞蛋10 2.菜花100　白糖5 3.大米飯110	
備註			

第15天健美減肥食譜（1人份）

時間＼食譜	名稱	用料（克）	總熱量（千卡）
早餐	1.牛奶 2.拌胡蘿蔔 3.麵包片	1.鮮牛奶250 2.胡蘿蔔120 3.麵包40　奶油4	1359
午餐	1.炒白菜 2.醬湯 3.大米飯	1.白菜70 2.捲心菜40　醬12 2.大米飯110	
晚餐	1.青蒸魚 2.燉豆腐 3.涼拌菠菜 4.大米飯	1.魚80 2.豆腐100 3.菠菜60 4.大米飯80	
備註			

第16天健美減肥食譜（1人份）

時間＼食譜	名稱	用料（克）	總熱量（千卡）
早餐	1.牛奶 2.煮雞蛋 3.拌涼菜 4.饅頭或麵包	1.鮮牛奶180 2.雞蛋50 3.番茄120　萵苣60 　黃瓜20　油5 4.饅頭或麵包45	
午餐	1.什錦麵 2.毛豆	1.掛麵45　魚肉香腸50 　油炸豆腐10　番茄 　120　茄子80　黃瓜40 　蔥10　鮮蘑菇10 　白糖6 2.鮮毛豆45	1300
晚餐	1.雞肉燉馬鈴薯 2.拌涼菜 3.大米飯	1.雞肉60　馬鈴薯50 　洋蔥40　奶油5 　麵粉10 2.墨魚片70　芹菜30 　青椒40　油5 3.大米飯55	
備註			

《五》
三十三天健美減肥諮詢室

（一）身體超重等於肥胖嗎？

身體超重不一定都屬於肥胖，但肥胖者身體必定超重。為什麼呢？在現實生活中，有不少健美運動員由於練健美，全身肌肉格外發達，這些人同標準體重相比都有輕度超重的現象，但是並無脂肪的過度儲存，所以絕對不是肥胖。

不過在大多數情況下，超重就意味著脂肪的過分儲存，意味著肥胖。也就是說胖子即使不測量體重，人們一眼就可以確定是肥胖，只是對於輕度超重的肥胖者，才考慮需要測量體重，計算超重的百分比。

或者為了判斷肥胖的程度，以估計治療原則和選擇適當的減肥手段，以及在健美減肥過程中要進一步觀察效果的時候，才測量體重，計算超重的百分比。

（二）哪些人體型容易肥胖？

1.吃得多的、不運動的人容易肥胖；父母雙胖的人容易肥胖。

2.運動員或愛運動的人，一旦停止運動容易發胖。這並不是由於運動使他們發胖，而是突然中止運動後，飲食等習慣沒有隨之改變，飲食量仍然比較多，造成體內熱量過剩，多餘的熱量轉變成脂肪，形成了肥胖。有些重體力勞動者，改變了工

作後，因體力勞動顯著減少也會引起發胖。

3.婦女生過孩子後容易發胖，有些婦女就此發展為持續性肥胖。分析其原因，主要是營養過度造成的，其次是內分泌改變。婦女產後，尤其是「坐月子」時，適當增加營養是完全必要的，因為這既要補充胎兒發育期給母體帶來的消耗，又要補償分娩中的體力消耗和失血。在這一時期，多數產婦胃口好，消化吸收能力也較強，在豐盛的食物面前，常不加限制地自由進食，這樣往往就造成了營養的極度過剩，很快成了胖子。

4.經常少量飲酒的人容易發胖。這是因為飲酒能增加人的熱量攝取，一克酒精可以產生28～30千焦耳熱量。而且酒精在胃腸道內很容易被吸收，進入人體後，約90%在組織內氧化而釋放出大量熱能。常飲酒，尤其是常飲啤酒者，更易於發胖，啤酒含酒精雖然不多，一般占3%左右，但氨基酸含量很豐富。啤酒有液體麵包之稱，加上啤酒沫有爽口的苦味，如較多飲入能刺激消化液分泌而增強食慾。因此，愛飲啤酒者容易發胖，出現「啤酒肚」。

5.患有內分泌系統疾病的人，往往因為脂肪代謝紊亂，很快成了「胖子」。另外，還有一些患有其它疾病的人，服用一些藥物治療也可以引起肥胖，如長期服用強的鬆藥的人也可以發胖。

（三）為什麼說健美減肥宜早不宜遲？

肥胖病也像其他疾病一樣，應強調早防早治，尤其是發育期肥胖青年和有肥胖家族史的青年人，告誡他們要改變愛吃甜食、零食和油膩性食物的飲食習慣，要鼓勵他們多參加健美運動。對於已有肥胖或者有肥胖趨勢的青年，如果不及時採取措施，就有發展成為肥胖病的可能，在青少年期超重者，30歲以

後約80％會發展成為肥胖病。

由於肥胖病在輕症期及早治療，容易恢復原來體重；等到嚴重超重，則治療比較困難。所以說一旦發現超重，就要及早防治。

（四）肥胖的體型有幾種類型？哪種體型最危險？

肥胖從體型上來區分，可以有以腹部肥胖為主的向心型和全身勻稱型；以脂肪沉積的部位為特點，區分為皮下脂肪沉積型和內臟脂肪沉積型。

向心型肥胖最粗的部位為腹部，也就是說腰圍最大；而勻稱型最粗部位為臀部，也就是說臀圍最大。腰圍大於臀圍者發生動脈硬化、冠心病、高血壓病的危險性，較勻稱型高2～3倍以上。而內臟脂肪沉積發生上述併發症的危險性，也較單純皮下脂肪沉積者高2～3倍以上。

所以對體型來說，肥胖者更應重視腰圍同臀圍的比值，腰圍越大，危險性也越大。對於這些肥胖者健美減肥治療就更為迫切。至於脂肪沉積的部位，現在的檢查手段也是容易做到的。凡是發現以內臟脂肪沉積為主者，則更需要積極進行健美減肥治療。當然，對於絕大多數肥胖者來說，上述分類方法並不確切和全面，其它類型肥胖的危險性也並不少，應引起注意。

（五）為什麼不要為體型苗條而節食？

健全的體魄和優美的體態是人體美的統一，是真正的健美。可是，單純用節食的辦法來減肥是達不到健美目的的。有的女青年並不算胖，但聽到一些人的議論，就盲目地節食，急於減肥，甚至不惜以犧牲健康為代價，去追求所謂的「苗條」。

據研究證明，節食確實能減少體重，但所減少的體重中，非脂肪組織減少占65%，而脂肪組織減少僅占35%。採用急劇的限制飲食辦法減肥的人，往往隨之出現身體衰弱無力，營養不良，抵抗力下降，皮膚起皺、粗糙等不良徵象。更有甚者，個別人還因此得了厭食症，有時還會引起低血糖發作、昏迷、貧血等現象。

尤其是青少年，處在生長發育時期，節食、禁食的結果，會影響各種營養素的正常攝入量，使體格不能正常發育，更談不上有健美的體型。

所以，單純採用節食的方法去追求苗條和健美，往往適得其反。現在出現「減肥熱」並非壞事，這說明人們注意了自己的健康，追求體型美也是文明的表現。

重要的是要按科學辦事，讓「美」紥紥實實地建築在「健」的基礎上。

（六）食用高纖維食品健美減肥效果好嗎？

食品中的纖維就是一般稱之為含渣子多的東西，穀類、蔬菜、竹筍、水果等食品，不含脂肪，或含量很少，但含纖維相當多，所以稱之為高纖維食物。

高纖維食物之所以利於減肥，是因為較硬，吃的時候要咀嚼相當長的時間才能磨碎，所以吃高纖維食物時，就比吃別的東西在口腔裡停留時間長，食物在口腔裡停留時間長了，就容易產生飽感，飽感產生得快，就不會吃得過多了。

另外，高纖維食物體積大，咽到胃裡後把胃膨脹起來，也容易產生飽感。同時，高纖維食品的纖維多，有海綿樣吸水的特性，進到胃腸中，吸收和保持了較多的水分，也會不大覺得飢餓，從而達到節食減肥的目的。

㈦為什麼「豆芽菜」體型並不比「胖墩兒」好？

「豆芽菜」和「胖墩兒」是青少年體型不良發展的兩個極端。「豆芽菜」體型是比喻其身體過分瘦高，四肢細長，頭顱和其他部位的圍徑相比大得不合比例。由於身體瘦弱，身材失去比例，以及因肌肉力量不足而造成身體姿勢不良。所以「豆芽菜」體型是一種不健康的標誌。肥胖是因為營養的攝取和積累過量，消瘦是因為沒有適時地補足營養，運動不足也是一個重要的原因。

因為健美運動可以調節基礎代謝水平和增長肌肉，可以使肥胖人體重和脂肪減少而使瘦人的體重有所增加。「豆芽菜」體型的少年兒童大多數肌肉力量較差，特別是腰背肌，因此常易出現脊柱變形，由於身體各部位的圍徑小，支撐內臟的肌肉力量也差，限制了各內臟器官的發育，由於體質較弱，也愛生病。對「豆芽菜」體型的青少年，要注意加強營養，增加進食的熱量，選用高熱量、高蛋白的食品，並在營養充足的基礎上，加強健美鍛鍊。

（八）體型肥胖是「天生註定」的嗎？

肥胖就目前研究來看，尚不能說是先天性疾病，但根據不少資料表明，父母雙肥胖者，小兒肥胖達70～80％，而父母僅一方肥胖者，小兒肥胖率也達40～50％，尤其是母親肥胖更為明顯。這種現象似乎說與天生有一定的關係。

同卵雙生兒在同一環境中生長，體重近似，就是不在同一環境中生長，其體重差異也小於異卵雙生兒的差異，親生兒女的體重同父母的體重是密切相關的。這都說明遺傳因素在肥胖

病發病中確實有一定的影響，然而在共同的營養條件、共同的生活方式下究竟有多大影響，則不好估計。

科學家在實驗動物小鼠和大鼠身上發現了肥胖的遺傳方式，那些遺傳性肥胖鼠的脂肪組織分布，以及肥胖發生年齡都各有特點。而且還發現這些肥胖鼠並不能用食慾好、進食量大來解釋其肥胖發生的原因。

（九）為什麼「將軍肚」是危險的？

男女肥胖者儲存脂肪的方式有所不同，男性的脂肪大部分儲存於腹部，以致大腹便便，俗稱「將軍肚」。而腹部脂肪與身體其他部位的脂肪性質有所不同，腹部脂肪分子很容易以游離脂肪酸的形式進入血液，並隨血流直接進入肝臟，當肝臟游離脂肪酸分子過多時，會轉變成低密度脂蛋白，並隨血液流往心臟、肺和動脈。

其中，一部分低密度脂蛋白轉化為有害的膽固醇，後者可以誘發心血管疾病。一般說來男性腰圍與臀圍的比值高於0.9即表明體內可能有膽固醇過高的潛在危險。如果腰圍等於或超過臀圍，則危險性更大了。

（十）為什麼說吃肥肉不一定會長胖？

一般人認為，愛吃肥肉這種富含脂肪的食物一定會使人發胖。實際上引起肥胖的主要食物是糖類。脂肪進入人體後，被分解成甘油和脂肪酸才能被小腸吸收利用。人體內的甘油主要來自糖類，由葡萄糖變成α－磷酸甘油後，再與脂肪酸合成脂肪。脂肪酸既可來自脂肪的分解，也可來自糖分解成的乙醯輔酶A的再合成。

另外，食糖不但容易吸收，而且還增強了促進脂肪生成的

酶的活性，並能刺激具有促進脂肪合成的胰島素的分泌，使脂肪蓄積。當然，脂肪是高熱量食物，其產熱量是糖類的一倍多，攝入脂肪過多，很容易使熱能攝入量超過身體需要量，從而導致肥胖。如果一個人既喜歡吃甜食，又愛吃含脂肪很高的食物，則很容易發胖。

（十一）為什麼少睡覺，少休息不是防胖減肥的好辦法？

如果單單從減肥的角度看，少睡覺、少休息可以減肥，使身體變瘦。因為肥胖主要是由於營養過剩、活動過少所造成的。當人體休息時，特別是睡眠時，能量消耗少，給脂肪的形成提供了有利條件。少休息、少睡覺相對增加了能量的消耗，減少了體內脂肪的形成，所以有的人在考試期間睡眠較少或長時間的精神緊張和體力活動後，往往會變瘦。

但這不能用作防胖減肥的辦法。因為少睡眠或過度緊張後的瘦，是一種不自然的瘦。這種因過度勞累而使身體內熱量「出」大於「入」的情況，不僅作用於脂肪，而且作用於肌肉和內臟器官，尤其會影響神經系統，使人體各器官的功能下降，導致身體抵抗力的降低。

所以，為了身心健美，防胖減肥要講究科學性，並且要保證充足的睡眠和必要的休息。

（十二）身體肥胖時脂肪都在哪兒？

人體第一大脂肪庫是皮下組織。皮下組織裡含有適量的脂肪，不會使人顯得皮包骨頭，有一種可愛的豐滿美。第二脂肪庫在內臟周圍，特別是腎臟周圍及腸系膜。內臟周圍有適量脂肪是好事，可以支持、固定、保護內臟。

但是，過多了就會限制和影響內臟的功能，尤其像心臟這樣的器官更為明顯。胖人一活動就心慌氣短，與心臟受到周圍脂肪組織的擠壓有一定的關係。第三脂肪庫在肚子裡的大網膜上，肥胖到一定程度之後，變得大腹便便，這正是大網膜儲存脂肪過多的表現。

人體脂肪的儲藏量沒有任何限度，不管有多少脂肪，脂肪庫都可以裝得下去。這就是肥胖者可以無止境地胖下去的原因。這些脂肪庫在貯存脂肪時一般先是普遍多貯，在此基礎上再產生某些特點，如均勻肥胖者，大腹便便者和軀幹肥胖者。

（十三）「該胖的人喝涼水也長膘」的說法對嗎？

這種說法聽起來好像根本不可能，但現實生活中以確實見到有的人就這樣，吃得並不多，但就是胖。

《大衆醫學》上有個故事，講的是著名的大胖子威廉・坎貝爾。他22歲死去的時候，體重達340公斤。按照他的身高，他標準體重應是90公斤。這就意味著他額外負擔了250公斤的脂肪，這些脂肪相當於7322千焦耳的熱量。聽起來這真是一個不小的數字，如果光靠吃來積累這麼多脂肪的話，22年中他每天只需多吃0.91千焦耳的熱量。

一般人每天需熱量12.6千焦耳左右，因此0.91千焦耳僅僅表明坎貝爾在進出熱量的平衡上，只有約7％的失調。而通常人與人之間新陳代謝率的差異，即人體消耗食物和脂肪儲存能量的比率差異也可以達到7％以上，因此吃得多顯然不是坎貝爾發胖的主要原因，不少人吃的食物比他們身體所需要的多得多，卻仍能保持苗條，也可以說明這一點。

雖說「喝口涼水也長膘」的說法並不很準確，卻也說明肥

胖人並不一定吃得多。

（十四）孩子長得越胖越健康嗎？

　　平時人們看見體型過胖的孩子，總是說：「喲，孩子長得胖嘟嘟的，多結實啊！」好像胖就等於健康，實際上孩子過胖並不是健康的標準。專家們對肥胖兒童所做的醫學檢查發現，肥胖兒童由於缺乏運動，每天戶外活動時間少，以致性情孤僻、缺乏自信，同時身體許多器官功能指標明顯低於正常兒童，如肺活量、呼吸差均較正常兒童小得多，各種功能試驗恢復期延長，血紅蛋白含量較正常兒童低，而膽固醇含量偏高。這些變化，為孩子成年後易患心血管疾病等埋下禍根。

　　隨著經濟的發展，生活水平的提高，肥胖兒童有增多的趨勢。中國大陸天津市的調查發現，1984年較1976年超重兒童高4倍。資料表明，其他經濟發達國家的兒童也有類似趨勢。專家們分析，造成兒童身體肥胖的原因中，營養過剩和運動量不足是主要原因。

（十五）為什麼健美減肥後體型又會發胖？

　　這是因為有的人健美減肥一段時間後，看到體重得到了控制或「肥」減掉了，便滿足而不願再參加運動來「苦」自己了。但運動量減少後，飲食量卻不減，結果使脂肪細胞得以「喘息」和補充，又顯胖了。

　　健美減肥運動後要想不發胖，最好的辦法就是不要一下子就停止運動。可以採用適當降低運動量，減少運動次數的方法，如每周運動2～3次，每次1～1.5小時。在飲食上可用間隔法控制，如兩週正常飲食與兩週減肥飲食交替進行。這樣才有利於健美減肥後保持正常體重。

（十六）不吃早餐的健美減肥法對嗎？

不對，這個辦法很有害，不可取。這是因為：不吃早餐，必然在中餐和晚餐時多吃，這樣，攝入的總熱量並沒有減少。日本相撲運動員就是不吃早餐，練到中午，飽餐一頓，從而促使身體發胖的。

另外，晚餐攝入過多的熱量，睡眠靜止時不會被利用，只好轉化為脂肪儲存起來，這樣不但不利於防肥減胖，而且可能還要增肥長胖。

其實，按照科學的健美膳食法來安排，早餐不但不能減去，而且應該豐富。二百多年前有一位法國人，名叫彼爾勞特·沙烏林，曾寫過一本很科學很有趣的書《烹調與用膳》，他在書中提倡：「要像國王一樣用早餐，要像平民一樣吃中餐，晚餐應像叫化子。」沙烏林的這一膳食觀點是很科學的。這種觀點正與我國民間流傳的「早飯要好，午飯要飽，晚飯要少」說法相同。

（十七）只吃零食能健美減肥嗎？

三餐的飲食習慣不是誰規定的，是人類在千百萬年進化過程中形成的，人類的消化器官及腺體的工作，一般都能適應這三餐的習慣。如果因怕胖，就打破這一習慣，實際上是破壞了機體的生活規律，必然導致機體的不適應。

那麼，即或是肥胖沒有發生，卻造成了更為嚴重的疾病，如潰瘍病、慢性胃炎、腸炎等。另外，如果打亂了飲食習慣，亂吃零食，也並不是預防肥胖的好辦法。因為肥胖主要是攝入熱量過多。零食有多種多樣，瓜子、糖果、巧克力、麥乳精、冰淇淋、花生、栗子、松子等等。實際上這些零食無一不是高

熱量的食品，含有大量的脂肪及蛋白質，實際上的熱量遠遠地超過了人體的需要。

所以，這樣一來不但不能減肥和預防肥胖，還可能會導致肥胖的發生，這樣就事與願違了。所以千萬不要為了怕肥胖而多吃零食。

（十八）為什麼健美減肥不要「以脂肪為敵」？

脂肪是人體各種營養素中重要的不可缺少的一種。它可以保護內臟，維持體溫，氧化供能，提供必需的脂肪酸，促進脂溶性維生素的吸收。脂類還是構成生物膜結構的基本原料，它還起著組成細胞，保持神經組織正常功能的作用。少女體內的脂肪至少要達到體重的17%，才有月經初潮，16歲以後，脂肪達到體重的22%，才能維持正常的月經周期。

如果過於節食，女性會因營養不良、體脂過少，造成體內雌性激素不足，使月經失調，甚至影響生殖器官的發育。女性過於消瘦的話，也會失去胸線、腰線、臀線和四肢富於變化的曲線，這樣的「苗條」就反而不美了。

如果片面強調不吃脂肪，還使人體血清中膽固醇濃度太低，將會導致某些癌症，尤其是腸癌的發生率增高。

因為低脂肪飲食可減少維生素A的吸收量，並且增加結腸粘膜對致癌物質的通透性。

（十九）什麼樣的蔬菜更利於健美減肥？

實踐證明纖維素多的蔬菜利於減肥。然而其他蔬菜也有一定的減肥作用。綠豆芽含水分極多，產生的熱量極少，能被人體吸收的基本上是水分，所以綠豆芽不利於脂肪堆積，有利於

減肥。黃瓜是老百姓都公認的減肥食品，含有較多的丙醇二酸，能夠抑制食物當中碳水化合物在體內轉化為脂肪。

還有韮菜是多纖維素食品，由於其纖維素多，在腸道吸水後有膨脹作用，不但能增加飽感，減少進食量；還因其有明顯的通便作用，能同時排出腸道中過多的營養物質，所以在減肥蔬菜中所居的地位也很突出。

（二十）為什麼健美減肥不要限制飲水？

在進行健美減肥運動中，適當控制飲食是必要的，但是有的人連喝水也加以限制，認為喝水多了會發胖，增加體重，這是沒有必要的。

因為肥胖是由於體內的脂肪過多，而不是水分過多，飲水與脂肪和肥胖沒有關係。

水對人體健康是十分重要的，因為水是人體的重要成分，水在物質代謝、血液循環、體溫調節和排泄過程中，有重要的生理作用。因此，在健美減肥中不要限制飲水。

（二十一）為什麼肥胖者吃飯速度快？

肥胖病者進食速度一般較快，他們進食時基本上不存在咀嚼動作，簡直就像往嘴裡倒一樣，三下五除二就把東西吃光了。這往往就構成了肥胖病人特有的進食行為，使進食活動本身消耗的能量相對較少。

近年來的減肥專家們曾不止一次地呼籲減肥要重視改變肥胖者的攝食行為，要減慢進食速度，要邊進食邊看著別人是怎麼進食的，要細細地品味著每次進食食物的滋味，每口食物要咀嚼30次以後才可以下咽等。這些要求無非都是減慢進食的速度。

（二十二）有人說常吃水果可以減肥，是不是吃得越多越好？

水果內除大量的水分以外，最多的就是大量的維生素丙丁，尤其是酸味水果，如山楂、柑桔等。但也有的水果含有大量的胡蘿蔔素，如紅、黃顏色的水果菠蘿、櫻桃、山楂等。

這些水果中的營養物質較易於被人體吸收，同時各種水果均含有較多纖維素，加上多食水果還影響主食的攝入，所以水果有利於減肥和預防肥胖的發生。

但是對於肥胖者來說，單靠多吃水果也達不到減肥的目的。因為水果中含有一定量的果糖，很容易被人體吸收和利用，甚至於轉化成脂肪。所以說水果雖不至於使肥胖加重，但也絕不能靠水果來減肥。

（二十三）為什麼有的胖人越練越胖？

健美運動和其它體育項目一樣，都有一個如何科學地進行鍛鍊的問題。

「肥胖」人的減肥，主要是通過適當的控制飲食與積極參加健美運動相結合的方法來實現的，如果單純靠節制或控制飲食，而不參加健美運動鍛鍊，減肥效果往往不佳。日久天長還會影響體質，引起各種疾病。

如果健美鍛鍊過程中運動量不大，又不注意節制飲食，照常吃得很多，也會引起體內攝取和消耗的不平衡，結果反而越來越胖。為了加速達到減肥的目的，應該做到對練習動作、運動量的大小、訓練強度、訓練密度、每週的練習天數和每天練習的時間，以及每天的健美減肥食譜等進行有計劃的科學的安排，這樣才能保證胖人健美減肥成功。

（二十四）肥胖者或臀大、腿粗者，只練形體操或徒手健美操能否減肥？

　　形體操和健美操都是很好的增強體質、提高柔韌性、促進體型健美的方法。但是光靠徒手操或簡單的器械操，要達到大量或快速地減肥是較困難的。要在短期或預定的時間內收到較為理想的減肥效果，使臀、腿部或胸部富有曲線美，只有採用一定重量的器械（槓鈴、啞鈴、拉力器和綜合健身器等）進行鍛鍊，使局部肌肉和部位有一定的對抗性刺激，才能達到預期的目標和效果。

　　實踐證明，採取單純的徒手形體健美操與採用徒手健美操及器械練習相結合的健美減肥方法相比，後者的減肥速度要比前者快將近1倍，而且肌肉富有彈性和美感。

（二十五）健美減肥運動有什麼明顯特點？

　　飲食減肥治療中體重減輕後，可伴隨產生肌肉及呼吸循環機能等體力方面下降的副作用，其後可產生其他更明顯的機能障礙。但是運動減肥療法相反則可以提高體力、增進健康、健美體型。

　　單獨採取飲食減肥療法時，就必須嚴格限制熱量的攝入；但如果配合運動減肥方法，則不必強制節食或不必十分嚴格。這樣就可以減輕肥胖者因限食而產生的精神痛苦，同時也容易在日常生活中形成習慣，可長時間地持續控制體重。

　　肥胖者在進行健美減肥時，尤其是採用飲食減肥方法時，隨著體重的減輕，機體對於低能量攝入、體重的減少就會產生保護性的靜息代謝率的降低；而這種情形的出現必然導致減肥的停滯，運動則可以防止或減少低能量飲食發生的靜息代謝率

下降，而且不會像增加代謝藥物甲狀腺素那樣造成肌肉及骨骼消耗。

（二十六）跳舞能減肥嗎？

跳舞是一項主動的全身健美運動，有音樂伴隨，男女共舞，其優點是別的體育運動項目所不能相比的。跳舞能幫助我們很好地塑造健美體型。

迪斯可舞與一般舞蹈形式不一樣，運動量大，故有益於健美減肥。迪斯可舞的特點是髖部大幅度扭動，臀部肌肉不斷收縮，能有效地減少女性臀部和大腿的脂肪。

據加拿大一位專家對正在跳迪斯可舞的大學生進行測試得出的結論：跳 1 小時迪斯可舞的運動量，相當於每小時長跑8～9公里，每分鐘游泳45～50公尺，每小時以20～25公里的速度騎自行車的運動量；這樣的運動量具有明顯的減肥作用，且身心愉快，容易堅持。

要想有效地利用跳迪斯可減肥，請注意做到每星期至少要跳3次，每次連續跳25分鐘，舞蹈者心率每分鐘要達120～130次。

（二十七）健美減肥運動時間越長越好嗎？

不是。因為無論哪一種運動形式，哪怕是慢步走，也是有一定的限度的。這個限度就是不要使某些器官，尤其是心肺不堪負擔。過度就有風險。

所以，在運動後都要給予一段休息調整的時間。在這段時間內，肌肉纖維、心血管功能才能得到適應性的變化。所以我們主張「適可而止」的運動方式，只要消耗量大於攝入量就可以了。

（二十八）健美減肥運動能把脂肪變成肌肉嗎？

對這個問題的回答是，既是又不是。因為說它是，是指運動消耗掉的能量就是脂肪的消耗，在生物化學上是由脂肪酸參加熱能代謝放出能量。運動時肌肉本身也是消耗能量、肌糖元的，運動後體內的脂肪可通過代謝補充肌糖元的消耗，這就是脂肪變成了肌肉。說它不是，是因脂肪變成能量消耗掉了，並不是直接轉變成了肌肉。

在健美減肥運動過程中，除肌肉以外，骨骼貯存鈣質增加，骨質也增重、骨骼增粗，其他的無脂肪組織也相應地增加了。在人體內，存在著一個能量守恆的問題。

（二十九）停止運動後體型發胖是否肌肉變成了脂肪？

首先要承認停止運動以後，一般體型者的確會發胖，但是肌肉本身是不會變成脂肪的。因為運動員或喜愛進行大強度運動的人在停止運動以後，每天的運動量小了，肌肉得不到鍛鍊刺激，就逐漸萎縮變細了。

但由於此時每天的熱能消耗減少了許多，而進食習慣卻不容易改掉，也就是熱量的攝入仍然較高。這樣總是熱能入超，就必然會導致熱能以脂肪的形式在體內儲存起來，形成肥胖。如果運動員或愛好運動的人停止運動以後，相應地減少飲食攝入，那就不會引起肥胖了。

（三十）參加健美減肥運動應穿什麼衣服？

健美減肥運動時的穿著應以寬鬆、透氣性能好、輕便最為

合適。因為健美減肥運動不但盡量要求舒適，還要注意運動時散發的熱量能盡快散失掉，不要造成機體散熱不良，甚至中暑。同時大量出汗也不是健美減肥運動的要求，出汗過多雖然體重似乎有所減低，但是這種失水而來的減輕體重，一不會持久，二對機體是不利的。

所以，健美減肥運動時的穿著一定要輕便、寬鬆和透氣。同時，不要穿皮鞋、高跟鞋、硬底鞋，最好穿健身鞋、球鞋、膠底鞋或布鞋。

（三十一）健美減肥運動安排在什麼時間最合適？

健美減肥運動的時間要定時定量，每天運動時間可在1.5～2.5小時之間，1次或分3次進行。這要根據每個減肥者的作息時間和生活規律來安排。

在條件允許的情況下，健美減肥運動最好安排在下午4～6時。因午飯兩小時以後，食物經消化吸收，進入血液循環，對組織細胞的能量代謝起到化學刺激作用。這時人體產熱量最高，有利於健美減肥運動時能量代謝成倍增長的需要。另外，人體生物鐘一般在此時使機體處於最佳運動狀態，精力充沛，運動量可以加大，健美減肥的效果比較理想。傍晚或睡覺前半小時到1小時也可以進行一定量的健美減肥運動。總之，每天每次健美減肥運動45分鐘～1.5小時均可，也可根據自己的實際情況，適當縮短或延長時間，自行調整。

（三十二）健美減肥運動要多長時間才能見效？

要想健美減肥，必須從事長時間（每次不少於40分鐘）的

有氧運動，才能取得佳效。當然時間愈長（可長達1～2個小時）脂肪氧化供能的比例愈大，健美減肥的效果也愈好。關於健美減肥運動的強度問題，有的學者曾讓受試者服黃油3小時之後，作各種不同強度的運動實驗，結果表明：以最大吸氧量的60％的強度運動時，血脂減少最顯著，最大吸氧量與最高心率是相關的。

因此，我們常常把最高心率的60％作為健美減肥的最佳運動強度（一般青年人的最高心率標準是200次／分；健康的中老年人為180次／分；有慢性病者及年老體弱者為170次／分）。以健康的老年人為例，按180次的標準來確定運動強度，180的60％應該是108次，如果運動強度是108次／分，而運動所持續的時間不能少於40分鐘。也有人認為只要不超過最大吸氧量的85％都屬於有氧代謝，不過要達到這種運動強度，一定要慎重。但是運動強度太小，低於最大吸氧量的40％就起不到健美減肥的作用。

（三十三）健美減肥運動要堅持一輩子嗎？

大部分肥胖者都是由於過量進食，加之運動不足，體內脂肪過剩所致。而減肥去脂的有效方法，一是限制飲食量；二是堅持健美運動鍛鍊，增大脂肪的消耗。

因此，每一個肥胖者要有堅強的毅力，長期堅持健美運動鍛鍊，否則就不能取得成效。

據運動醫學專家的觀察，長期堅持健美運動鍛鍊，能夠引起脂肪移動，使脂肪組織為肌肉組織所取代，真正成為健美者。還可以降低血脂，使血液三酸甘油脂降低。由於心、肝、血管等器官脂肪沉積減少，故可減少心血管系統併發症（如動脈粥樣硬化性心臟病）的發生，有利於增強心、肺功能。

　　總之，長期堅持健美運動鍛鍊，對體型肥胖者是非常有益的。它不僅能夠防肥減胖，健美體型，而且能消除由於肥胖而給身體帶來的許多障礙。俗話說得好：「飲食貴有節，鍛鍊貴有恆。若要身體健，除非天天練。」請您記住，只要長「瘦」，才宜長壽！

（三十四）為什麼有的人只有大腿發胖？

　　有的人看起來上半身很勻稱、腰腹部也很苗條，但是「大腿特別粗，臀部突出，看樣子身體很重」。這是因為人體在蹲起、向前行走和跑動的過程中，大腿的股四頭肌群是主動肌群，也就是說，上述運動對大腿股四頭肌群的長久的同強度的刺激，久之就會使大腿股四頭肌纖維增粗、圍度增大，特別是從事自行車競賽的運動員，由於大腿經常做蹬伸運動，所以下肢具有「腿粗臀突」的特徵。

　　而位於大腿後面的股二頭肌群對人體上述運動（相對而言）沒有太大的影響，也就是說，大腿股二頭肌群是下肢的「休閒地」，而脂肪最容易積存在不愛運動的肌肉纖維的表層，把它視為最佳的「棲身之處」，久之，大腿後部就會積存大量脂肪，也會使下肢顯得「腿粗臀突」。

（三十五）腿粗不願穿裙子，鍛鍊能使腿變細嗎？

　　夏天少女穿裙子，不僅顯得活潑、輕盈和有精神，而且可以讓皮膚多晒晒太陽，對健康有好處。

　　通常認為，身材苗條、腰腿纖細的人穿裙子比較好看，這當然有道理，但不能由此斷言腿粗的人穿裙子就一定不好看。一個人體型美不美，不是由身體的某一部分決定的，而是要看

身體各部分發育是否勻稱均衡，站立和行走的姿勢是否正確優美。夏天穿裙子的少女千千萬，其中既有腰腿較細的，也有腰腿較粗的，而無論前者或後者，都有比較好看和比較一般的。

　　能否通過健美鍛鍊使腿變得細一些，這要看各人的具體情況。如果由於平時缺少運動、脂肪堆積過多引起的兩腿過粗，那麼通過經常的健美運動是可以有所改變的。

　　一般可以選擇一些耐力性的運動項目，如較長時間的步行、慢跑、跳繩、游泳、騎自行車等。此外，也可以做些健美兩腿的器械練習和健美韻律操。但要說明，有些女青年雖然經常進行健美鍛鍊，腰腿仍然較粗，身材不那麼苗條。這是因為，決定一個人的體型，不只是後天鍛鍊的因素，在很大程度上還決定於父母遺傳的先天因素。

　　因此，即使是體型訓練最嚴格的舞蹈演員和體操運動員，也不是個個都身體苗條，仍然有不數腰腿較粗、身體較肥胖的。所以，健美鍛鍊也不可能使每個女青年實現自己的願望。當然堅持健美鍛鍊，比不鍛鍊總會好一些。其實，腿長得粗壯一些也沒有什麼不好，至於說到美不美，不同的人有不同的審美觀。有的人喜歡腿細一點，也有人喜歡腿稍微粗些。

（三十六）為什麼用飲料取代白開水會導致肥胖？

　　不少人喜歡用各種飲料代替白開水解渴。這種做法不足取。科學研究表明，煮沸後自然冷卻的涼開水（ 20～25℃ ），具有特異的生物活性。它比較容易透過細胞膜，能促進新陳代謝，增加血液中血紅蛋白含量和改善免疫機能。習慣喝涼開水的人，體內脫氫酶活性提高，肌肉組織中的乳酸積累減少，不易感覺疲勞。而各種果汁、汽水及其他飲料，大都含有較多的糖

、糖精、電解質以及合成色素等。

　　這些物質不能像白開水那樣很快離開胃，長期作用會對胃產生不利刺激，影響消化和食慾，同時也會加重腎臟的負擔。過多的糖分攝入，必然會使體內熱量過剩，導致肥胖。運動生理學家還認為，經常參加健身健美活動的人，甚至在炎熱的夏天參加10公里賽跑的劇烈運動，人體也不會缺鉀、鈉和鎂離子，因此需要補充的主要是水分。用飲料取代白開水不僅無益，反而有害。

　　當然，喝水也不是越多越好。倘若飲水過多會沖淡血液，降低血中鈉的濃度，甚至還會引起「水中毒」。所以，參加劇烈運動後，最好喝些淡鹽水，以保持體內鈉和水的平衡。

（三十七）為什麼防止肥胖要適當控制晚餐？

　　人的體型肥瘦雖有遺傳因素，但與日常飲食也有密切關係，日常飲食中多吃含脂肪、糖類、澱粉的食物就容易胖，多吃新鮮蔬菜、水果等纖維性食物就較瘦。

　　現代城市生活節奏快，好多人因時間緊，趕不上上班就不吃或少吃早餐，中餐也因為是一個人的關係，在外吃得簡單，可一到傍晚下班回家，家人團聚，加上有足夠時間，可以享受一頓豐富的晚餐，於是魚、肉、蛋、菜擺滿一桌，實際上這樣安排不科學。

　　這是因為食物在體內消化後，一部分進入血液，形成血脂；一到傍晚，血液中的胰島素的含量上升到一天中的高峰。胰島素可使血脂轉化成脂肪凝結在血管壁和腹壁上，久之便促人肥胖。肥胖會導致糖尿病、動脈粥樣硬化、心臟病、高血壓病等，而且肥胖更是衰老的先兆。

　　要使身體不肥胖，適當控制晚餐，更不宜吃宵夜。晚餐一

定要以清淡和容易消化的食物為主。晚上吃得過多，營養太豐富，加上不活動，不消耗能量，會造成血脂量驟然升高，加之睡眠時人的血液流速明顯減緩，大量血脂沉積於血管壁，會對身體健康造成不良影響。

要有效地防止體型肥胖、控制體重的增加，晚餐只求飽就夠了，營養不足，可由第二天早餐彌補。

有人用不吃早餐的辦法來防肥減胖，這個辦法很有害，不可取（前文已述）。按照科學的用餐法來安排，早餐不但不能減去，而且應該質高量多更豐富。

（三十八）為了減肥一日兩餐好嗎？

很多人都不吃早飯。少吃一餐，減少了一天的飲食量，確實可以暫時減肥。可是不久體重就會停止下降，有時反而還會胖起來。有人用大白鼠做過實驗。將大白鼠分成兩組，每天都供給熱量相同的飼料，一組想吃的時候就餵，另一組一天餵一次，時間只有十五分鐘。

結果一天只餵一次的那組要比前一組胖得多。既然飼料的熱量相同，那麼為什麼一天只餵一次反倒會發胖呢？

原來生物體具有適應環境改變身體功能的能力，所以當餵食有一定間隔時，作為無食物時的儲備，更易儲存脂肪，因此才會發胖。

總而言之，不能減少飲食的次數。由於前面談過的道理，減少飲食的次數，可能反倒會成為發胖的原因。

又由於兩次飲食之間有一定的間隔，肚子餓了忍耐不住時，還會吃一些零食。所以說，減少進餐次數是一種成功率很低的減肥方法。即使食物量很少，也要有規律地分三次吃，而且不要忘記注意營養的均衡性。

（三十九）吸煙能減肥嗎？

　　吸煙的人往往瘦一些。這個現象引起了肥胖研究者的注意。有人統計過17836名年齡在40歲以上的職工，發現其中不吸煙者體重較吸煙者平均重5.4公斤，過去曾吸過煙現在又戒了煙的，體重與不吸煙者幾乎相同。在224名不吸煙的人之中，有68％的人體重增加。

　　有人對吸煙能減肥的現象作了實驗，認為煙草中的尼古丁可促進生長激素的分泌，增加脂肪的消耗利用，所以使體重下降。也有的研究者認為，吸煙能使食慾下降，食量減少，故能防胖減肥。現在西方國家用吸煙來減肥的人越來越多，特別是婦女，許多人吸煙，以求得身材苗條。

　　我們認為，即或是吸煙能防胖減肥，我國也不能提倡推廣，因為不能只看吸煙有防胖減肥的一面，而不顧吸煙對人體的極大害處。再說，健美運動和營養控制兩者結合起來的方法，對防胖減肥就很有效，何必再去使用有害的辦法呢？

（四十）微量元素與肥胖有關係嗎？

　　人體必需的微量元素有鐵、碘、氟、鋅、銅、鉻、硒、鈷、錳、鉬等。微量元素只占人體重量的十萬分之幾到百億分之幾，量甚微，但作用甚大，因為微量元素有高度的生物活性，參與許許多多的酶活化反應，維持蛋白質、脂肪、碳水化合物的正常代謝過程。

　　微量元素鉻和脂肪代謝有明顯關係。比如動物實驗表明，缺鉻的老年動物，有19％出現主動脈斑，而不缺鉻者，只有2％出現。鉻缺乏，糖代謝也發生障礙，血脂增高，動脈硬化，體型肥胖。

碘缺乏時，甲狀腺功能減退，基礎代謝降低，從而導致肥胖或導致粘液性水腫。另外，硒、釩、鋅等與身體肥胖均有直接或間接作用。

（四十一）常聞油煙味的人會不會發胖？

在生活中，由於從事炊事工作的肥胖者多，許多人就產生一種誤解，以為大廚師的肥胖是因終日在廚房裡煙熏火燎，常聞油煙味引起的。這使一些年輕主婦擔心下廚房常聞油煙味會發胖，影響健美。

其實這種疑慮是沒有根據的。過多食用油脂，特別是動物油脂等會使脂肪聚積過多，才引起肥胖。而油煙則不同了，一般食用油的發煙溫度在200℃上下，在這樣的溫度下油脂會激烈地熱氧化和熱聚合，並伴隨發生熱分解，油煙就是熱氧化分解的產物，有醛、酮、醇、內脂、芳香族化合物等揮發成分。此外，還由於食物的水分滲入油中引起油的水解，產生的揮發物，主要為烴類。

這些分解產物都是沒有營養價值的，有些還具有一定的毒性，並帶有刺激性氣味。油煙主要通過人的呼吸進入體內，刺激人的呼吸系統，對人體是有害的。

由於油煙與油脂本質不同，且人體吸收的機理也不相同，從這個角度講，油煙與人的肥胖是沒有直接關係的。那麼大廚師肥胖者多是什麼原因呢？

這裡有遺傳、精神、物質代謝、內分泌等內在因素，還有吃得過多、過好等外在因素。

人的肥胖與職業的確有一定的關係，但這是建立在飲食的基礎上的。食膏粱厚味肥胖者多，年輕主婦大可不必為聞油煙味發胖而擔憂。

（四十二）控制飲食後胖人身體不舒服 怎麼辦？

減肥食品都是經過精心設計的，供給人體所需要的營養也是經過計算合理搭配而提出來的。要是吃了以後覺得有點不舒服，就暫時別吃，去請教健美教練員或醫生，他們會根據反應者的身體狀況給以治療或選用其它健美減肥食品，保證健美減肥安全有效。

（四十三）減肥食譜上所供選擇的食品 買不到怎麼辦？

這是很多胖人在健美減肥過程中遇到的實際問題。健美減肥食譜是經過精心設計的，以低熱量和無熱量食品為主。減肥成功與否主要取決於你吃什麼食物和選擇什麼運動項目。代用食品和指定食品似乎有許多細微的區別。買不到指定食品時，也可以吃代用食品，不過效果會降低。健美減肥時，常識也是成功的主要因素之一。例如，想吃甜食了，可以買些水果吃；沒買到菠菜，可以吃另一種同類蔬菜。

我們在這裡提一個重要建議：當你準備減肥時，先把所需要的食品採購齊全，放進冰箱，然後再開始實行。如有買不到的食品，可選用代用食品，但代用食品要盡量是低脂肪、低糖和低熱量的。

（四十四）減肥時不該喝啤酒嗎？

是的，減肥時不應該喝啤酒。因為啤酒分兩種，一種是普通啤酒，另一種是低熱量啤酒。即使是低熱量啤酒也含不少熱量，更主要的是啤酒能提高人的食慾，所以常喝啤酒會使人發

胖。

（四十五）長期飽食會縮短壽命嗎？

醫學研究成果表明，經常飽食，會使胃腸的負擔加重，消化液的分泌供不應求，以致引起消化不良。

另外，飽食會使血液過多地集中於胃腸，而使心臟、大腦等重要器官相應缺血，以致感到困乏，工作能力低下；冠心病人還易引起心絞痛發作。長期飽食，攝入量超過身體的需要量，除過多的脂肪儲存在體內外，糖和蛋白質也會在體內轉化成脂肪儲存起來。

由於儲存的脂肪大多分布在皮下、肝臟、腹壁，以及腹腔內的大網膜和腸系膜上，所以往往造成腹壓增高，腹壁肌肉鬆弛，腹部向外凸出，形成肥胖體型。因此長期飽食不僅引起身體肥胖，還會使人未老先衰，折損壽命。

（四十六）一年之中哪個季節開始減肥好？

從入秋到入冬這段時間最好別減肥。因為秋冬食慾增強，皮下脂肪增多也有一定的原因，也就是說在嚴寒的冬天裡，為了保護身體，還是皮下脂肪多比較有利。與此相反，炎熱的夏季皮下脂肪少倒好些。

胖人一到夏天就會汗流浹背，非常難熬。就是標準體重的人，從梅雨季節開始到盛夏這段時間，食慾也容易減退。食慾減退後皮下脂肪也隨之減少，夏天就好過了。

這樣一來，從春季到夏季，即使不想人為主動減肥，身體也會自然地消瘦一些。

這時再根據身體情況，結合本書的健美減肥法去實踐，就會取得最佳的效果。

（四十七）減肥過程中需要看醫生嗎？

減肥者在減肥前或減肥過程中最好去看醫生。醫生會全面地檢查你的身體狀況，並據此告訴你是否需要服藥或採取其它措施。凡患有糖尿病、甲狀腺機能亢進、胃潰瘍、肺結核、潰瘍性結腸炎或神經病等疾病的人，只能在醫術高明的醫生的密切監督下進行健美減肥。

如果開始健美減肥時或在健美減肥過程中感覺反常或病情加重，應立即停止減肥，去看醫生。事實上，患有上述疾病的肥胖者，只要能在醫生監督下，堅持採用本書中的健美減肥法，都會收到良好的效果。

大部分肥胖者不去看醫生，他們認為肥胖並不可怕，只不過會造成行動不便，甚至呼吸困難，稍一活動就疲勞罷了。他們不懂得，過分肥胖會直接影響他們的健康。那些沒有其它疾病的肥胖者，最好配合醫生的檢查，確定其減肥的目標和程序。這樣做，不僅只是為了有一個好看的外表，更主要的是防止由於肥胖而患上其它疾病。

（四十八）為什麼胖人愛睡覺？

肥胖的人愛睡覺，這是肯定的。大家都清楚地知道，在上千人的大會會場上，有時也可以看到有人睡覺，也可以聽到有人打「呼嚕」，仔細地一看，這些人中十有八九是胖子。不但是開會，任何機會下，只要稍有空閑，就可以看到肥胖的人在「打盹」。很少有人聽說某肥胖者失眠，睡不著覺。有的人說「肥胖者是因為心寬，才有體胖」。事實上不是這麼回事。

肥胖者也有七情六慾，也有各種各樣的處境和工作麻煩，不可能都相當順利。那麼為什麼肥胖者易於睡覺呢？這首先是

因為在平時情況下，肥胖者體重大，組織器官需氧量也大，而兩肺的呼吸運動反而受到限制。

機體處於缺氧狀態較明顯，對缺氧最敏感的地方就是大腦，也就是說大腦總是處於缺氧狀態，極易引起疲乏，為了機體的保護性抑制，睡眠必然要增多。這表現在運動後，吃飯後，或者是看電影、看電視的時候，肥胖者就會抓緊時間，忙裡偷閑，先睡上一會，提提精神。

（四十九）為什麼胖人特別愛出汗？

因為胖人皮下脂肪層肥厚，使體溫不易以輻射的方式和傳導的方式散失出去，所以就只有靠出汗來降低體溫，保持體溫的恆定。正因為胖人散熱過程受阻，所以表現出對周圍的環境適應能力差，不能耐熱。

他們一般是靠發汗來維持正常體溫，一旦溫度過高，濕度過大，立即就起痱子，而且滿身都是，非常痛苦。

痱子是胖人體溫調節失衡所導致的皮膚疾病，應該靠增加通風來治療，已經出了的痱子，施用痱子粉也是無效的，擦用痱子粉後自覺感覺稍微舒服些，僅僅是因其中的少許薄荷和滑石粉有點清涼的感覺而已，而且上痱子粉過多反而會加重散熱困難，其結果會使痱子加重。

所以，夏季，尤其是天氣熱，溫度大的時候，胖人應主要靠通風來幫助調節體溫。

（五十）為什麼胖人睡覺愛打「呼嚕」？

打「呼嚕」又叫打鼾，是中年以後常見的生活表現，有的人輕，有的人重；一般肥胖者更重，甚至有人有「夜雷公」之雅號。這是因為中年以後，運動量顯著減少，體重也日漸增加

，頸項變得短而粗，肌張力減低，舌根也肥厚，軟腭下垂，懸雍垂（也叫小舌頭）粗大，咽後柱寬闊，咽腔變得狹小，吸氣時阻力明顯增加，這樣氣流的撞擊使懸雍垂、軟腭下緣快速震動而發生陣陣的鼾聲。

倘若同時再有鼻中隔彎曲、鼻竇炎、鼻息肉等引起鼻腔阻塞不暢情況，不僅鼾聲響度增加，還會伴有間歇性憋氣，對健康的影響就大了。

如果鼾聲大於60～70分貝，或伴有睡眠期憋氣，每小時至少10次以上，且每次憋氣至少持續10秒鐘者，結合本人自我感覺晨起後精神不佳，白天容易打盹，工作效率下降、記憶力減退、夜間多夢等不適現象，就要考慮因長期缺氧導致高血壓和心律失常發生的可能。

（五十一）為什麼胖人喘氣粗？

胖人由於胸部皮下脂肪的束縛，使呼吸運動格外費勁，是有的胖人喘氣粗的原因之一。

另一個原因是由於胖人的脂肪沉著，導致咽腔及鼻腔相對狹窄或絕對狹窄，呼吸時空氣通過不暢，經常導致張口呼吸出現。

第三個原因是胖人體重大，即或是靜息代謝率再低，心肺的負擔還是很大；一有應激情況發生，體力或精神負擔就會更加嚴重，這樣必然導致呼吸困難。

以上三個原因造成了胖人「喘氣粗」的結果，也就是說，平常人們說的「說你胖，你就喘」的「喘」，也是肥胖者的一大特徵表現。

當然，一般的喘氣粗對胖人來講僅僅是代償的表現。還不能肯定有沒有缺氧的發生，但如果是嚴重的肥胖病人，則一般

都有缺氧和二氧化碳的儲留現象。

（五十二）為什麼胖人「懶」？

因為肥胖者首先是體重超重，加重了運動器官、骨、關節和肌肉的負擔。同時在胸部等處的脂肪，又限制了呼吸運動的完成，在關節周圍的大量脂肪沉著，又限制關節的活動。

這樣還不算，由於超重及脂肪本身的沉著還加重了心血管系統的負擔，使心血管系統的儲血能力下降，呼吸系統除了運動完成不佳以外，氧氣交換也受到影響，甚至有一定程度的二氧化碳儲留，而後者導致的紅細胞增多，同高脂血症一起加重了血液的粘稠度，更使其心血管系統負擔加重。

綜上所述，肥胖者稍一活動，即感疲乏無力，關節酸痛，心跳氣短，呼吸困難，所以肥胖者就只有通過減少活動來適應機體的狀態，也就是大家所說的胖人「懶」。然而，必須指出的是，胖人的這種「懶」，減少了機體的代謝消耗，必然導致能量的積蓄過多，而使肥胖加重，形成惡性循環。

（五十三）蒸氣浴能減肥嗎？

蒸氣浴的確能夠減輕體重。可是體內的水分變成汗水排出，並不能減少脂肪。例如體重50公斤的人，出汗失掉1公斤水分時，體重也只能減少1公斤。這時候喉嚨就會覺得乾渴。進一步忍耐，出汗，當體重降為47公斤時，眼睛就會眍瞜，嗓子也會渴得無法忍受。抑制能力消失時，甚至連性情都或改變。如果繼續失掉水分，大腦反應就會遲鈍，最後可能危及生命。

「水分」是維持健康的最重要的成分，不能隨便減少。人感到「口渴」是人體需要補充水分的信號，所以在口渴解除之前，若不補充水分，就不能保持健康。如果睡覺前不解除口渴

而躺下，睡眠中口渴的神經中樞繼續興奮，就會睡眠不實，影響消除疲勞。

如果體內存有多餘水分，並因水分而增加了體重，那麼蒸氣浴非常有效。然而，健康的腎臟會不斷地把多餘的水分變成尿液排出體外，不會瀦留在體內。

如果體內水分過多，那是攝取食鹽過多，並存留在體內的緣故，就是在這種情況下，腎臟也會花費一定的時間，把多餘的鹽分和水分排泄出去的。

所以說，洗蒸氣浴的確可以減輕體重，但是不能從根本上減肥。不要把蒸氣浴作為主要的減肥方法。

（五十四）洗澡的減肥效果怎麼樣？

一天多洗幾次澡可以減輕體重的原理與蒸氣浴減輕體重的原理相同。也就是說體內水分變成汗水排出，減少的體重量與排出汗的重量相等。所以簡單的沐浴是不行的。要想減輕體重，就得多在熱水浴盆內泡一會兒，然後在浴盆外活動身體發汗，再進入浴盆內泡洗，如此多次反覆進行。這時候如果補充水分，體重就會復原。也就是說，很難達到減肥的目的。

體重超過標準百分之幾十的人，一天多洗幾次澡，有時候會起到減輕體重的作用。因為反覆多次出入浴盆，使身體忽涼忽熱，可以成為一種刺激，改變身體的調節功能，向著減少體內積存脂肪的方向發展。有的人所以能夠取得一些效果，不僅是單純地進出浴盆，而是熱水泡，冷水淋，做健美體操等主動刺激身體產生的效果。

（五十五）臉胖怎麼辦？

一些年輕人，常為自己臉胖或雙下巴而發愁。有的還暗暗

節食、鍛鍊，希望臉能瘦下去，但是效果總是不理想。有的怕出現「雙下巴」，連笑都不敢笑；有的甚至見了人連頭都不願意抬。那麼，怎樣才算臉胖呢？要準確地回答這個問題，恐怕連抱怨自己臉胖的人也說不清楚。我們分析，所謂臉胖有如下三種情況：

①一個胖人，由於全身脂肪組織的堆積，臉上的脂肪也相應增多，成了胖臉。

②軀幹及面部均不肥胖，只是頷（下巴）下脂肪積存過多，表現為「雙下巴」。

③軀幹、面部及頷下均不肥胖，只是臉型是圓的，在為臉胖而憂慮的女性中，這種情況可能占大多數。

如果因肥胖而臉胖的人，減肥是非常重要的。但要指出的是，在減肥過程中，首先減的脂肪是軀幹和內臟方面的。然後才是臉部的脂肪，因此營養控制和健美鍛鍊必須持之以恆，只有當體重已經達到或者接近標準時，臉上的脂肪才能明顯地減少。

「雙下巴」並不僅限於肥胖的人，頷下脂肪積存是有遺傳傾向的。有人在幼年即出現。頷下脂肪的增多靠營養控制和健美鍛鍊幾乎是不可能消除的。最近十多年來，國外已經開展了治療雙下巴的整容手術。將頷下多餘脂肪去除，然後精心將頷下切口分層縫合，很快可以癒合，幾乎看不見瘢痕。這種手術並不複雜，成功率很高。目前，國內已經在演員等有職業需要的人員中應用這種手術。

由於遺傳、地域等種種原因，人的外貌也是各不相同的，按照我國的傳統習慣，似乎把瓜子形臉作為美貌婦女的臉型，這可能是引起許多圓臉的女性憂慮自己「臉胖」的主要原因。然而臉圓是不能改變的。因為臉型主要是由顴骨的形狀決定的

。圓臉的顏面骨骼較寬大，顴骨也長得較高，附著肌肉和軟組織後就形成圓臉。

正常人面部的脂肪與臉型的關係不太大。因此，法醫可以根據面目全非的受害者的顱骨繪製出其生前長像，解剖學家可以用出土的幾百年前古屍的顱骨復現出古代帝王的外貌，這就是因為臉部骨骼的肌肉是不影響臉型的。圓臉人靠減肥也是不能改變臉型的，往往節食不當反而會使臉容變得憔悴。

其實，臉長得好看不好看，還要看五官長得如何。因此，圓臉的人首先不要自卑，更不要狐疑，可以借助於服飾、髮型和化妝等等來改善其外貌。

（五十六）盲目減肥影響人的大腦功能嗎？

是的。對於胖人來說，採取適當的措施減輕多餘的體重不僅有利於身體健美，而且有助於保持身體健康。但美國一些醫學專家研究發現，盲目減肥對人的大腦和肌體的正常功能有影響。美國一位醫生曾進行了一次試驗。他讓幾名男性肥胖病人和幾名女性肥胖病人食用20天的減肥食物，以檢測減肥對人體及大腦的影響。

試驗結果表明：減肥對人體神經系統活動介質——多巴胺的正常功能有很大影響，還能引起婦女情緒和食慾等。

為此，醫生建議：在減肥過程中，肥胖病人要採用有科學根據的減肥食譜，要接受醫生和健美教練的監督指導，千萬不能盲目地減肥。

（五十七）減肥有哪七禁？

⑴、禁食含油、糖多的食物，如肥肉、糕點、油條、炸糕等。

⑵、禁吃零食，如糖果、蜜餞、核桃、花生、瓜子等。

⑶、禁炒菜多放油，油多雖好吃，但卻要發胖，一般每日控制在20克以內為宜。

⑷、禁食含高糖和澱粉的水果，100克香蕉能產生88千卡熱能，相當於10克植物油所產能量。

⑸、禁食含脂肪多的食物，可以適量食用雞蛋、瘦肉、魚、豆腐等含蛋白質較多食品。

⑹、禁用白薯通便，它含有豐富的澱粉和糖，會使人增重。

⑺、禁用植物油替代豬油。有人認為不吃豬油吃植物油就不會發胖，殊不知植物油中也含脂肪，等量植物油大於等量豬油的熱量，食用植物油照樣增肥。

（五十八）便秘會使人發胖嗎？

便秘不是人體發胖的原因。食物經過胃腸系統的消化吸收後，它的殘渣物不論在腸內停留多長時間，都是將要排出的廢物，不能再變成熱量。如果這些廢物不能及時排出，由於腸內的細菌作用，就會變成有毒的物質。腸壁吸收有毒物質後還會成為損壞身體、消耗體力的原因，甚至還會使人消瘦下去。與此相反，可以說身體太胖時倒是導致便秘的原因。身體太胖時不僅皮下存有多餘的脂肪，內臟裡也存有脂肪。腸壁周圍全是粘糊糊的油。

因此，腸道的消化運動受到妨礙，不能順利地將殘留物排出，這種狀態就叫做「便秘」。

胖人防止便秘最好的方法是經常鍛鍊、減肥，消除多餘的脂肪。採取適當運動刺激腹部，盡量多吃蔬菜促進消化，也可以短時間地預防便秘。當然，肥胖並不是便秘的唯一原因，這

一點請不要誤解。

（五十九）剖腹手術後為什麼體型會發胖？

「您胖了。」「不，我以前很瘦，手術後開始胖的。」經常聽到有人做過闌尾或子宮瘤手術後這樣說。此外，患慢性病以後似乎也能發胖。詢問這些人後得知，他們為了盡快地恢復健康，特別關心飲食，注意營養，吃得很多。而且還非常珍惜身體，盡量臥床休息。

也就是說熱量處於盈餘狀態，時間久了脂肪就會儲存起來。如果醫生確診已經完全康復，就要大膽地進行健身健美運動，並且要注意營養平衡，這樣才能保證身體健康、體型健美。

（六十）肥胖或減肥會影響性生活嗎？

性慾和超重這兩者間的關係，很大程度上取決於每個人不同的生理特徵和心理因素。

有些男性肥胖者在減肥過程中或大量減肥之後，性慾和體力明顯增強。有的女性肥胖者因其丈夫減肥後，性慾增長，本人性要求也趨於強烈，性行為趨於頻繁。然而這類事例並不是一個全面而又準確的答案。

性行為本身不會由於身體超重而受妨礙，除非脂肪層抑制了生殖器官或帶來某些困難。身體超重也不會遏制性衝動。倒是伴隨著超重引起的過度疲勞和睏倦（胖人一般愛睡覺）往往使得一個人對性生活缺乏興趣，導致性功能低下。如果夫婦雙方都是肥胖病人，行動上和生理上的不便也會給性交帶來困難，從而影響性慾。

不能忽略的是，人們的審美習慣和文化教養程度有了改變。在美國，倒退40～80年，大部分所謂「漂亮的女性」的體重

要比眼下的標準體重多9公斤或更多一些。而眼下，苗條的身段常常被視作最誘惑人、最令人動心的；肥胖的男性和女性總是招來異性尖刻、嫌惡的驚叫聲：「唉呀！這麼肥！」較小的體重增加不會導致性交能力減弱。然而，隨著超重不斷增加，性行為也會像一般的體育活動一樣，需要付出更多的體力，從而導致極度疲勞。

相反，當體重大量減輕時，一個人的精力旺盛感和愉快感也就隨之增強。有一個為婦科醫生所熟知的事實：體重的減少通常伴隨著能育性的增強，但不能保證在各種情況下都會如此。

在我們以本書所介紹的33天健美減肥法教學內容，舉辦健美學習班後，不少學員反映良好。男人們說：「我覺得我像個新郎一樣。」女人們說：「我又像新娘子了。」他們還告訴我們「我看上去簡直年輕了好幾歲。」他們的欣喜發自內心，這是因為他們又重新獲得了一個迷人的外表，更具對異性的吸引力，這正是減肥所引起的作用之一。

（六十一）服避孕藥後食量大增怎麼辦？

服避孕藥後食量大增，這很可能是出於心理作用，因為這種藥的作用主要是干擾排卵或生精，與人的胃口沒有多大關係。有些人服用某種藥會產生一些副作用（如輕度疲勞、性慾輕度減退、噁心、食慾增加或減退），但這只是一時的、輕度的，短時間內會自然消失。因此，服避孕藥後食量一時有大增的反應，就更應堅持減肥計劃。

（六十二）藥物能減肥嗎？

減肥藥確有減肥之效。現在國內外減肥藥頗多，不論中藥或西藥，都是通過如下三個途徑實現減肥的：

(1)、抑制大腦食慾中樞，使食慾降低。通過不想進食，而達到節食，減少熱量的攝入。

(2)、刺激新陳代謝，增加機體耗氧量和脂肪、葡萄糖的氧化，減少脂肪的堆積。

(3)、刺激腸道，吸收營養少一些，排泄快一些、多一些。

目前國內市場上的減肥藥有下列四類：

第一類：食慾抑制劑。以氟苯丙胺最常用，一般用量每次20毫克，2～3次／日，效果欠佳者，可逐漸增加到每日120毫克。該藥有較強的食慾抑制作用，但同時也有較強的中樞交感神經興奮作用。故肥胖者伴有冠心病、高血壓、躁狂精神病、糖尿病者禁用。其它食慾抑制藥還有苯甲嗎啉、納洛酮、芬氟拉明、二乙胺苯酮、降糖靈等，這些藥都有各自的副作用。

第二類：增加代謝類藥，如甲狀腺片和孕酮。甲狀腺片30毫克，2次／日，在逐漸加至120～180毫克／日，有心功能障礙者慎用。孕酮100毫克，肌肉注射，1次／日，該藥適用於肥胖併發呼吸功能不全者，但治療中斷後，肺功能又可變壞。其它代謝增強藥還有二硝基酚，但此藥副作用大。

第三類：減少營養吸收藥物。如瀉劑和纖維素制劑。

第四類：中藥類。如消胖美、血脂靈、減肥沖劑等。

上述減肥藥，因服用後均有不同程度的毒副作用，所以減肥者應慎用或不用；即使需要，也不應濫用藥，最好先請敎醫生。

（六十三）麻將迷為什麼會發胖？

似乎有很多人說「在迷上麻將的過程中，小肚子逐漸地鼓出來了」。另外，這種人的臉色都同樣不好。

麻將牌發出嘩啦嘩啦的響聲，非常熱鬧，人們的大腦還要

緊張地轉動。在某種意義上說，這是一種繁忙的遊戲。實際上身體活動的部分，只有胳臂上的肌肉。長時間地圍坐在麻將桌旁，也不會消耗很多熱量。

有時候，麻將桌旁往往都擺著食品，人們大都是一面往嘴裡塞東西，一面玩，這樣既可以驅逐睡意，又有助於恢復運氣。連續幾個月過著這樣的生活，皮下脂肪當然會增加。

打麻將占去很多時間，運動的時間就會被擠掉，總覺得身體有些疲倦，工作時動作遲緩。這些狀況不斷出現，就會使身體日益胖起來。

（六十四）為什麼盲目減肥妨礙性成熟？

有的女性認為「楊柳細腰」才是美的象徵，為達此目的，過度節食，過度運動，導致一些不良後果，甚至嚴重影響身體健康。

美國科學家最近發現，脂肪是性成熟的重要條件，是月經和生育的重要來源。

少女從出生後，就帶來控制性別的遺傳基因。這種基因只有在女性體內脂肪達到一定含量時，才能把遺傳密碼傳遞給腦垂體，產生性激素，促使卵巢排卵和月經來潮。

他們還發現，少女體內脂肪至少達到17%時，才能促使性成熟，體內脂肪超過23%，才具有懷孕和哺乳能力。他們對90多名從事嚴格訓練的青年運動員和舞蹈演員的調查發現，其中20名還沒有月經初潮，已有月經初潮的人中，約有半數月經不正常。這主要是由於運動量大，體內脂肪消耗過多所致。

事實說明，女性體內保持必要的脂肪，是符合優生原則的。婦女十月懷胎至哺乳這段時間內，主要靠體內儲存的脂肪提供能量。如果過分消瘦，很有可能影響分娩和哺乳。

　　由此可見，體內保持適量的脂肪並非多餘，而是有益於身體健康的，盲目減肥必然會造成嚴重惡果。

（六十五）中年體型發胖毫無辦法嗎？

　　年輕的時候身體發胖，由於愛美，甚至可以少吃幾頓飯去減肥。可是過了中年以後，似乎並不那麼介意肥胖。別人見到後常說：「您發福了。」自己也覺得心安理得。這是一個不好的兆頭。人一上年紀，新陳代謝的能力就會越來越低。若不充分注意調節飲食量，攝取的營養就會越來越低。運動量減少，消耗的熱量減少，也會加快身體發胖的速度。

　　到了中年，男性在宴會或其它場合四平八穩地坐著吃喝的機會增多；女性往往養成一邊閑聊或一邊看電視一邊吃東西的習慣。這樣發胖的結果，雖然也許會給人帶來發福的印象，但是對身體的健康非常不利。

　　必須糾正「那個人胖了，看樣子好像很健康」的誤解，也要及早地拋棄「發胖也毫無辦法」這種無能為力的觀點。倒是與其增添福相，不如採用本書的33天健美減肥法，永保青春為好。

（六十六）怎樣預防肥胖？

　　在排除任何疾病的情況下，健康人要預防肥胖，應該掌握以下三點：

　　1.警惕發胖的預兆：凡事預先都有個跡象，在肥胖還不太明顯時，往往會出現如下一些預兆，如果能警惕「捕捉」，便有可能及時預防。

　　⑴易累：與以往相比，近一段時間來易感到疲勞，多活動一會兒便氣喘吁吁，汗流滿面，只要不是患上什麼病的話，很

可能肥胖在悄然到來。

(2)變懶：一貫勤快的人，變得懶惰起來，遇事無精打采，或者產生心有餘而力不足之感，假如不存在什麼病痛，肥胖也可能隨之降臨。

(3)貪睡：睡眠特別香甜，已經睡上足夠時間後還想睡，叫也不醒，或者經常哈欠連連，兩眼無神，彷彿老是睡不醒的模樣，在排除過於疲勞的情況下，或許肥胖即將接踵而至。

(4)怕動：喜愛運動的人，漸漸不再愛運動，甚至感到參加健身運動是一種負擔或麻煩，除非存在病痛、外傷，要不就是肥胖的「信號」。

(5)愛吃：胃口大增，而且經常嘴裡不歇，只要不患甲狀腺功能亢進症、糖尿病等胃口增加的疾病，就預示著肥胖即將來臨。

(6)喜飲：水能妨礙體內脂肪的燃燒，增加脂肪的儲存，倘若特別喜愛飲水，只要不是尿崩症、糖尿病，也可使人發胖。

2.掌握發胖的時機：在漫長的一生中，並不是每個時期都容易發胖的。絕大多數人惹胖的時間是青春期後、產後、中年期，偶爾也見於更年期。如能把握著這些時機，加以防範，肥胖便無機可乘。那麼，為什麼這些時期容易發胖呢？因為：

(1)青春期後。一般來說，大多數學齡前的孩子都比較瘦，尤其臨近青春發育期時，身高增長速度很快，而體重增加速度卻跟不上，所以不會發胖。在進入青春發育期後，人體內的卵巢、睪丸的功能異常活躍，性激素分泌旺盛。男子的主要性激素——睪丸酮會促使身體內蛋白質合成肌肉，體重增加，體態也變得壯健、魁梧。但是，女子的主要性激素——雌激素，卻要較大程度地影響脂肪代謝，使皮下脂肪含量顯著增加。所以，少女進入高中的年歲時，加上性格上也趨於文靜、少動，身

體就很容易見胖。

(2)產後。妊娠會使女性激素代謝發生大幅度的變化，容易促進脂肪的貯藏。再說妊娠時子宮漸漸增大，腹壁肌肉擴張，一朝分娩後腹壁鬆弛，腹肌失去彈性，也容易讓脂肪貯藏。另外，產前、產後營養過於滋補和運動減少，肥胖必然發生。

(3)中年期。人到中年，卵巢與睪丸功能進入全盛時期，性激素保持相當的水平，它們直接影響人體蛋白質和脂肪的代謝，讓人體發胖。但是大多數女性在妊娠後有一個發胖階段，所以進入中年後發胖未必顯眼。相反，進入中年的男子發胖更為多見。其主要原因是運動量驟然減少。

(4)更年期。女性45～55歲，男性50～60歲，這段時間，有些人會發胖。雖說卵巢或睪丸功能的內分泌腺──腦垂體會一反往常地大量分泌促性腺激素，以致打亂了體內性激素的平衡，有的人會產生出汗、頭痛、手麻、情緒變化等症狀，稱為更年期綜合症，同樣也要影響脂肪代謝，造成一時性紊亂，由此導致體型肥胖。

3.學會防胖的方法：預防肥胖的方法有兩種，即飲食控制與健美鍛鍊兩者相互結合起來，綜合使用，具體方法本書已詳細論述。

最後應該指出，預防肥胖並非一朝一夕之事，必須長年累月和有始有終地進行。那麼，不管到了哪個年紀，都有可能保持勻稱健美的體型；不但體態健美，而且還是一個精神和毅力上的強者。

《六》
三十三天健美減肥
效果的判定

㈠怎樣預先估計健美減肥的效果

健美減肥效果如何，取決於如下幾個方面的要素：

1.肥胖者對減肥的信心

一般來說，減肥是一件艱難的綜合治療過程，這就需要肥胖者在治療時要有信心和恆心。否則，健美減肥很難堅持到底，健美減肥效果也就難以保證。

2.發胖年齡

一般身體肥胖的發胖年齡越小，肥胖程度也越重，健美減肥效果也就越差。兒童期發胖者，飲食控制不易成功。40歲以上的肥胖婦女，比青年婦女或大於50歲婦女的減肥效果要好些。肥胖開始的年齡晚（中、青年以後），健美減肥的效果往往比較滿意。

3.遺傳因素

有些肥胖症有家族遺傳史。常常可以見到，有的父母肥胖，其子女也肥胖，而且從嬰兒就開始。這類肥胖者減肥效果往往不太滿意。當然，這也不是絕對的。

4.性別及婚姻因素

根據統計認為，男性體重常比女性容易下降。由無子女與減肥效果也有關係。無子女的肥胖者健美減肥較困難。未婚婦女較易肥胖，健美減肥的效果也較差。

5.減肥方法

肥胖的治療是一種綜合性治療，健美減肥的效果如何，往往取決於健美減肥方法是否得當、嚴謹。一般來說，綜合減肥方法要比只用一種減肥方法效果好得多。更重要的是，健美減肥運動動作的編排和程序，與健美減肥食物和食譜的配製的質量高低，直接影響著健美減肥效果的好壞。

(二)健美減肥效果的測定方法

1.測量體重

經過一段時間採用綜合健美減肥方法練習後再稱體重，以了解減肥效果。一般地說，以每週減少1公斤左右為宜。如果體重減輕的速度太快，並不算好；相反，這提醒你要重新調整和修改減肥計劃，減少運動量或稍放鬆對飲食的控制，使減肥循序漸進，節奏均衡地進行。為了將體重測得精確，稱體重的時間最好安排在每一測量周期中某一天的上午或晚上。被測者中男性應穿短褲，女性另加一胸罩。測量前大小便要排空，否則會有一定的誤差。

我們知道，磅秤只是在你因營養過剩而導致肥胖時給予你一個大致的量的概念。除了對量的變化進行測定，其實還有一些更簡單的觀察方法，可以配合使用。

如在肥胖者活動時，可以觀察他身體的肌肉塊是否擺動；肥胖人自己也可用鏡子經常照一照大肚皮，看看皮下脂肪是否有層層垂贅在腰際的現象。這樣的觀察也可以為減肥效果提供一定的依據。另外，肥胖者身上還有一些穿戴之物如皮帶、裙子、內衫、內褲，都可以為你提供有關肥胖情況的依據。如果脂肪少了，人體消瘦了，你原來的穿戴的尺寸會明顯變得寬大起來；如果你穿的褲子或衣服覺得緊了，說明你發胖了。

2.測量脂肪厚度

由於人體脂肪約有2／3儲存在皮下。因此，可以比較容易地通過指掐來推測出全身所含脂肪的多少，從而判斷你的身體胖瘦程度。做法是，先用拇指與食指將皮膚及皮下脂肪一同提起，然後用卡尺來測量其厚度，卡尺施於皮膚的壓強是每平方公尺10克。

如此測量，凡正常人的皮褶厚度都不超過14公厘。測量時應選擇脂肪豐富的身體部位進行。這些部位一般包括下腹部、背部、腰部、大腿、上臂等。

如果被測者皮膚脂肪厚度超過正常值，證明他體內脂肪堆積過多，要提防肥胖的形成。若採取減肥措施後測得脂肪厚度逐漸趨於正常水平，證明你減肥效果良好。否則，應查明原因，調整或重新制定減肥計劃。

最後，筆者還要強調說明一點：減肥是一種涉及生理學、運動學、營養學和病理學的活動，無論是健美運動減肥或是營養控制減肥，在其過程中，身體各機能器官都會承受一定的負荷，尤其是心血管系統和呼吸、運動系統。

因此，對減肥效果的判定，就不能僅僅憑測量體重和脂肪量增減變化的情況而論，還應該對一些重要的機體生理指標進行檢查，以防意外。

如心功能檢查，包括測量心率、血壓、脈搏、心電圖檢查；觀察有無心悸、胸悶及浮腫現象等；肺功能檢查，除詢問肥胖者有無呼吸困難、氣喘、紫紺等症狀外，還應定期作血氣檢查分析、肺活量及潮氣量的檢查分析等，以便從各方面保證你健美減肥獲得完全成功！

《七》
家用強力健美機循環
訓練減肥法簡介

隨著國民生活水平的不斷提高和家庭居住條件的改善，多功能健身器械逐步走入普通人的生活，成為現代家庭生活的新伴侶。下面介紹使用家用強力健美機的循環訓練減肥法（北京東升體育器材廠榮譽出品）。

循環訓練減肥法是適合單純性肥胖者健美減肥的一種最新的訓練方法。它能在短時間內減縮體內多餘脂肪，強健肌肉，改善體型，增強體質，是一種安全、有效和迅速達到健美減肥佳效的訓練方法。

循環訓練減肥法是根據事先編排好的程序進行訓練。這個程序可以依據減肥者個人的情況和要求，選擇若干項目或訓練動作（由８個以上動作組成）編成一套訓練程序，然後按順序以循環的形式連續進行訓練的一種方法。

㈠循環訓練減肥動作介紹

1.頸後下拉（圖60）

【器械】強力健美機──高滑輪

【動作要領】坐在健美機固定座位上，兩手分別握住頭上方橫槓阻力器兩端的把柄。接著吸氣，從頭上方位置垂直下拉橫槓阻力器至頸後與肩平，稍停2～3秒鐘。然後呼氣，緩慢還原。注意完成動作時兩臂均衡用力，防止猛拉或無控制地突然還原。

【功效】減縮脂肪，健美背闊肌、斜方肌和三角肌後部。

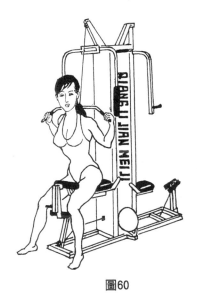

圖60

2.肘下壓（圖61）

【器械】強力健美肌
——高滑輪

【動作要領】面對健美
肌兩腳分開站立，屈臂兩手
緊握阻力槓兩端，兩手間距
小於肩。肘關節緊貼體側，
接著吸氣，小臂用力向下壓
阻力槓，使臂伸直，稍停2
～3秒鐘。然後呼氣，緩慢
還原。注意動作要舒展，肘
關節緊貼體側，防止猛壓或
壓到中途未能完成動作。

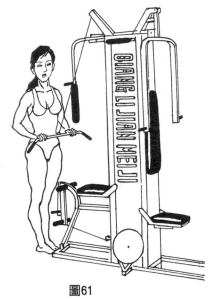

圖61

【功效】減縮脂肪，健美上臂肱三頭肌和肘肌。

3.反握彎舉（圖62）

【器械】強力健美機
——低滑輪

【動作要領】面對健
美肌兩腳分開站立，兩腳
間距與肩同寬，收腹、緊
腰、挺胸。兩臂向下伸直
置於體側，兩掌心向前握
住阻力器把柄。接著吸氣
，屈肘向上拉動牽引繩把
柄，提起至肩前，稍停2
～3秒鐘。然後呼氣，緩
慢還原。注意上拉時身體
和肘部不要前後搖動。

【功效】減縮脂肪，
健美肱二頭肌和肱肌。

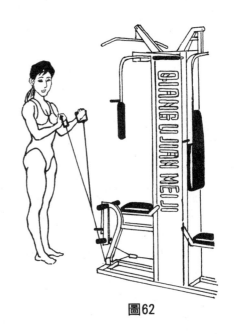

圖62

4.坐姿划船（圖63）

【器械】強力健美機——低滑輪

【動作要領】坐在墊子上，兩手握住拉力器把手，上體前
屈，同時屈膝。接著吸氣，兩臂向後方拉動牽引繩，同時上體
後仰，挺胸。當拉力器的手觸及胸腹部後，稍停2～3秒鐘。然
後呼氣，緩慢還原。注意動作做得要完整，肌肉收縮要充分，
防止猛拉或猛放。

【功效】減縮脂肪，健美背闊肌和臂肌。

5.提肘拉（圖64）

【器械】強力健美機——低滑輪

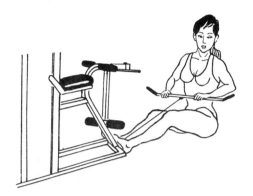

圖63

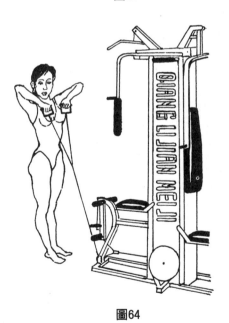

圖64

【動作要領】面對健美機兩腳開立，與肩同寬，收腹、緊腰、挺胸。兩手背向前握緊阻力器把柄懸在腿前。隨即吸氣，兩手臂用力向上提拉起牽引繩，至把柄於肩平行為止，這時兩肘應儘量上提。然後呼氣，緩慢還原。注意動作過程不准前後擺動，兩肘尖應向上。

【功效】減縮脂肪，健美三角肌和斜方肌。

6.大腿內收（圖65）

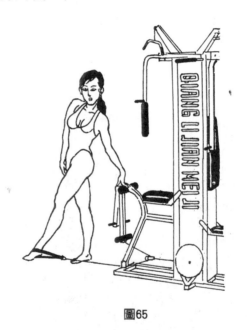

圖65

【器械】強力健美機──臀腿訓練器

【動作要領】側向健美機單腿站立，左手扶住固定把手，右手叉腰側或自然下垂，左腳踝套上阻力器牽引繩，挺胸收腹緊腰，全身直立。隨即吸氣，直腿貼身向內側用力，交叉於體

前（儘量向另一側舉起夾緊），稍停2～3秒鐘。然後呼氣，慢慢還原。左右腿交替練習。

　　【功效】減肥脂肪，健美股內側肌群。

7.大腿外展（圖66）

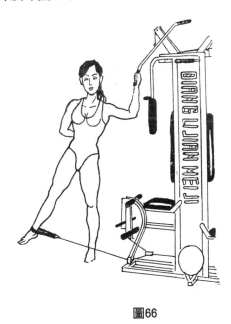

圖66

　　【器械】強力健美機——臀腿訓練器

　　【動作要領】側向健美機單腿站立，左手扶住固定把手，右手叉腰側，右腳踝套上阻力器牽引繩，挺胸、收腹、緊腰，全身直立。隨即吸氣，直腿向體側舉起，儘量稍高些，如能舉至全腿接近水平線最佳，稍停2～3秒鐘。然後呼氣，直腿慢慢放下還原。左右腿交替練習。

　　【功效】減縮脂肪，健美股外側肌群。

8.伸大腿（圖67）

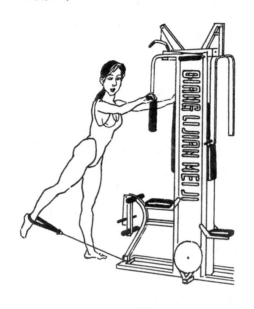

圖67

【器械】強力健美機──臀腿訓練器

【動作要領】面對健美機單腿站立，兩手扶住固定把手，右腳踝套上阻力器牽引繩，挺胸、收腹、緊腰，全身直立。隨即吸氣，直腿向後上方舉起，至不能再高舉時為止（儘量向高舉，使臀大肌完全收緊），稍停2～3秒鐘。然後呼氣，直腿慢慢放下還原。左右腿交替練習。

【功效】減縮脂肪，健美臀大肌。

9.向前夾胸（圖68）

【器械】強力健美機──蝴蝶機

【動作要領】坐在健美機固定椅上，收腹、緊腰、挺胸，

上身直立，兩手臂放在小臂
阻力器的護墊上，緊握把手
，小臂與地面保持垂直，大
臂與地面平行。接著吸氣，
兩臂同時用力向中間夾胸，
使兩個相分離的阻力器盡可
能觸到一起，稍停2～3秒鐘
。然後呼氣，緩慢還原。注
意動作完成要圓滑、從容，
防止突然性猛力夾胸。

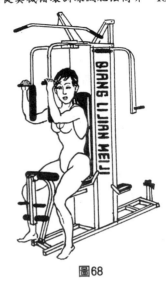

圖68

　　【功效】減縮脂肪，健
美胸大肌、三角肌前部。

10.前平推（圖69 ）

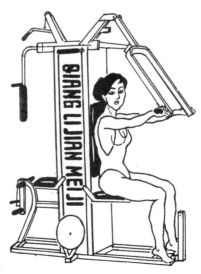

圖69

【器械】強力健美機——平推器

【動作要領】坐在健美機固定椅上，收腹、緊腰、挺胸，上體直立，雙腳搭在發撐兒上，兩手緊握平推器的把柄，間距寬於肩，屈肘。隨即吸氣，兩臂用力推起，肘關節伸直，稍停2～3秒鐘。然後呼氣，緩慢還原。注意完成動作時要柔和有序，防止動作過於突然或中途暫停。

【功效】減縮脂肪，健美胸大肌、三角肌前部、肱三頭肌和前鋸肌。

11.腿屈伸（圖70）

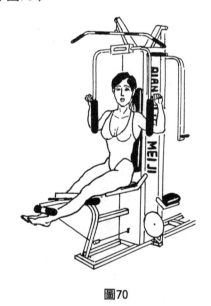

圖70

【器械】強力健美機——腿屈伸器

【動作要領】坐在健美機固定椅上，收腹、緊腰、挺胸，上體直立，雙手分別扶在固定把手上，小腿與地面垂直，兩踝

前部分別放在踝關節阻力器護墊下方。隨即吸氣，用大腿收縮力帶動小腿上抬，踝關節用力抵住踝關節阻力器，使膝蓋伸直與大腿成直線位置，稍停2～3秒鐘。然後呼氣，緩慢還原。注意整個動作練習過程，始終保持動作要圓滑有序，不要中途停止或用力過猛。

　　【功效】減縮脂肪，健美股四頭肌。

12.站姿腿彎舉（圖71）

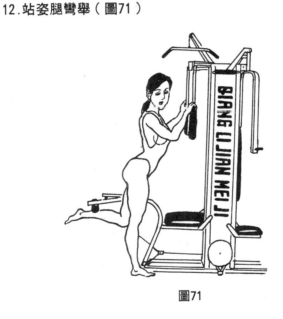

圖71

　　【器械】強力健美機——腿屈伸器

　　【動作要領】面對健美機單腿站立，兩手扶住固定把手，左腳後踝抵住阻力器護墊，挺胸、收腹、緊腰，全身直立。隨即吸氣，屈膝使大、小腿形成90度夾角，稍停2～3秒鐘。然後呼氣，緩慢還原。注意屈小腿時動作不要過猛，動作完成要充分。

【功效】減縮脂肪，健美股二頭肌。

13.半蹲扭轉（圖72）

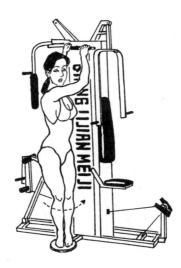

圖72

【器械】強力健美機——腰部旋轉器

【動作要領】面對健美機雙腳站在旋轉盤上，兩手扶住固定把柄，挺胸、收腹、緊腰，身體呈屈膝半蹲勢，兩膝併攏，然後身體向左右做最大限度扭轉動作。注意呼吸要自然，不要屏氣，頭、軀幹和下肢要協調一致。

【功效】減縮脂肪，健美腹內外斜肌、腰大肌、股四頭肌和股二頭肌。

14.屈體上提（圖73）

【器械】強力健美機——腹部訓練器

【動作要領】背對健美機站立，兩手緊握頭上方固定把柄

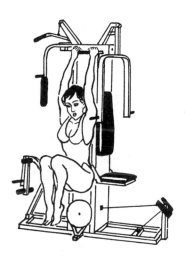

圖73

，身體懸垂，兩腿伸直併攏。隨即吸氣，收腹屈膝，使大腿與地面保持垂直，大腿與地面平行狀態，稍停2～3秒鐘。然後呼氣，緩慢使兩腿下降還原。注意動作過程中不要借助身體擺動的力量。

【功效】減縮脂肪，健美下腹肌群和髂腰肌。

15.墊肘彎舉（圖74）

【器械】強力健美肌——小臂屈伸器

【動作要領】坐在健美機小臂屈伸器的座位上，雙手反握把柄，肘關節固定。隨即吸氣，屈肘上抬小臂至貼近大臂，稍停2～3秒鐘。然後呼氣，緩慢還原。注意完成運作過程中，上身要固定，肘關節始終抵住托墊，不要抬起；運作速度要均勻、緩慢，不要猛起猛落。

【功效】減肥脂肪，健美肱二頭肌和前臂肌。

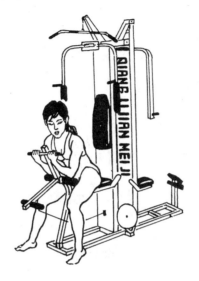

圖74

16.腿蹬出（圖75）

【器械】強力健美機
——坐蹬器

【動作要領】坐在坐
蹬器的固定座位上，屈膝
，腳踏在蹬腿阻力器上，
兩手握住身體靠背兩側的
扶手。隨即吸氣，用力蹬
直腿，稍停2～3秒鐘。然
後呼氣，緩慢還原。注意
自己要調整好座位位置，
使膝關節伸展和彎屈不受
限制，同時能使腿部充分

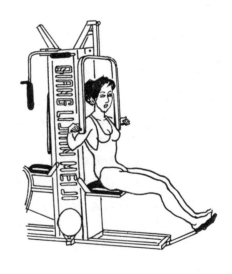

圖75

用力蹬出，動作要連貫、協調、控制好。

　　【功效】減縮脂肪，健美股四頭肌及小腿三頭肌。

㈡循環訓練減肥法圖示（流水式循環訓練圖）

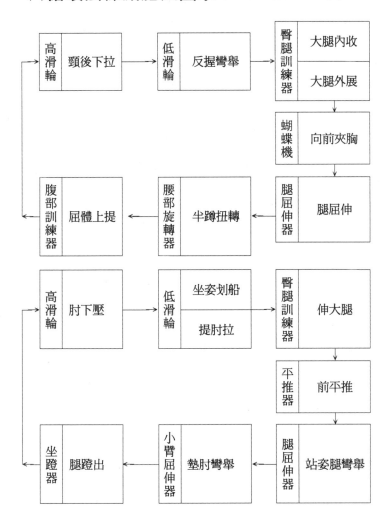

(三)循環訓練減肥法程序

訓練時間	順序	圖號	動作名稱	運動量				減肥部位
				重量%	循環數	組數	次數	
星期一、三、五	1	60	頸後下拉	50	3	3	15	肩背部
	2	62	反握彎舉	50	3	3	12	上臂前部
	3	65	大腿內收	40	3	3	20	大腿內側部
	4	66	大腿外展	40	3	3	20	大腿外側部
	5	68	向前夾胸	60	3	3	15	胸肩部
	6	70	腿屈伸	60	3	3	20	大腿前部
	7	72	半蹲扭轉	自重	3	3	30	腰腹臀腿部
	8	73	屈體上提	自重	3	3	15	腰腹部
星期二、四、六	1	61	肘下壓	40	3	3	15	上臂後部
	2	63	坐姿划船	60	3	3	15	背部
	3	64	提肘拉	50	3	3	20	肩臂部
	4	67	伸大腿	60	3	3	15	臀腿部
	5	69	前平推	50	3	3	20	肩胸臂部
	6	71	站姿腿彎舉	40	3	3	20	大腿後部
	7	74	墊肘彎舉	50	3	3	15	上臂前部
	8	75	腿蹬出	50	3	3	20	腿部
備註	1.每次訓練1～1.5小時。 2.重複練3個循環。 3.每個動作間只允許休息15秒鐘，用於調換訓練器械或調整重量。							

大展出版社有限公司 圖書目錄

地址：台北市北投區11204　　電話：(02) 8236031
　　　致遠一路二段12巷1號　　　　　　　8236033
郵撥：0166955～1　　　　　　傳眞：(02) 8272069

• 法律專欄連載 • 電腦編號 58

台大法學院　法律學系／策劃
　　　　　　法律服務社／編著

①別讓您的權利睡著了①　　　　　　　　　　200元		
②別讓您的權利睡著了②　　　　　　　　　　200元		

• 秘傳占卜系列 • 電腦編號 14

①手相術	淺野八郎著	150元
②人相術	淺野八郎著	150元
③西洋占星術	淺野八郎著	150元
④中國神奇占卜	淺野八郎著	150元
⑤夢判斷	淺野八郎著	150元
⑥前世、來世占卜	淺野八郎著	150元
⑦法國式血型學	淺野八郎著	150元
⑧靈感、符咒學	淺野八郎著	150元
⑨紙牌占卜學	淺野八郎著	150元
⑩ＥＳＰ超能力占卜	淺野八郎著	150元
⑪猶太數的秘術	淺野八郎著	150元
⑫新心理測驗	淺野八郎著	160元
⑬塔羅牌預言秘法	淺野八郎著	元

• 趣味心理講座 • 電腦編號 15

①性格測驗 1	探索男與女	淺野八郎著	140元
②性格測驗 2	透視人心奧秘	淺野八郎著	140元
③性格測驗 3	發現陌生的自己	淺野八郎著	140元
④性格測驗 4	發現你的真面目	淺野八郎著	140元
⑤性格測驗 5	讓你們吃驚	淺野八郎著	140元
⑥性格測驗 6	洞穿心理盲點	淺野八郎著	140元
⑦性格測驗 7	探索對方心理	淺野八郎著	140元
⑧性格測驗 8	由吃認識自己	淺野八郎著	140元

・婦 幼 天 地・電腦編號 16

・青 春 天 地・電腦編號 17

國家圖書館出版品預行編目資料

33天健美減肥／相建華、田振華著
——初版——臺北市；大展，民86
188面；　　公分——（家庭醫學保健；10）
ISBN 957-557-725-6（平裝）

1. 減肥

411.35　　　　　　　　　　　　　　86006537

行政院新聞局局版臺陸字第 100681 號核准

北京人民體育出版社授權中文繁體字版

33天健美減肥

ISBN 957-557-725-6

編 著 者／相建華、田振華
發 行 人／蔡　森　明
出 版 者／大展出版社有限公司
社　　　址／台北市北投區（石牌）致遠一路二段12巷1號
電　　　話／(02) 8236031・8236033
傳　　　眞／(02) 8272069
郵政劃撥／0166955－1
登 記 證／局版臺業字第2171號
承 印 者／高星企業有限公司
裝　　　訂／日新裝訂所
排 版 者／千兵企業有限公司
電　　　話／(02) 8812643
初版1刷／1997年（民86年）8月

定　　價／180元

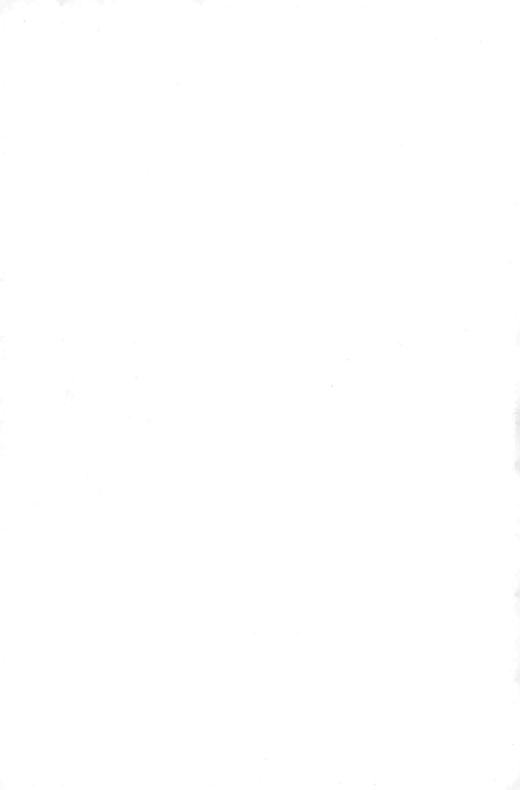

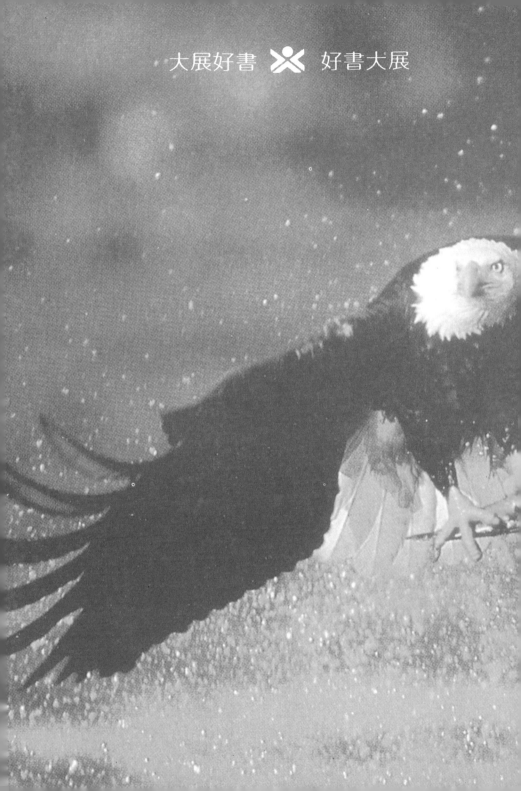

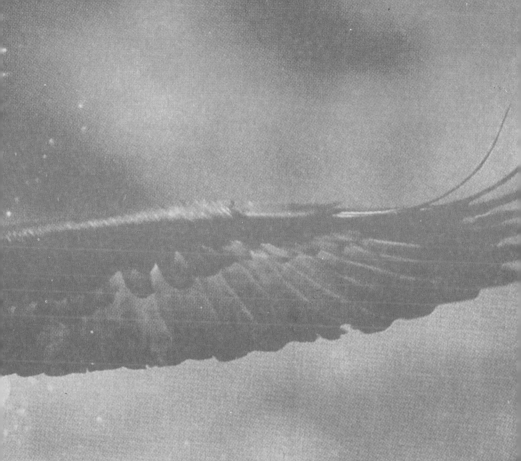